W0094891

HARRY WAESSE | MARTIN KYREIN

Yoga für Einsteiger

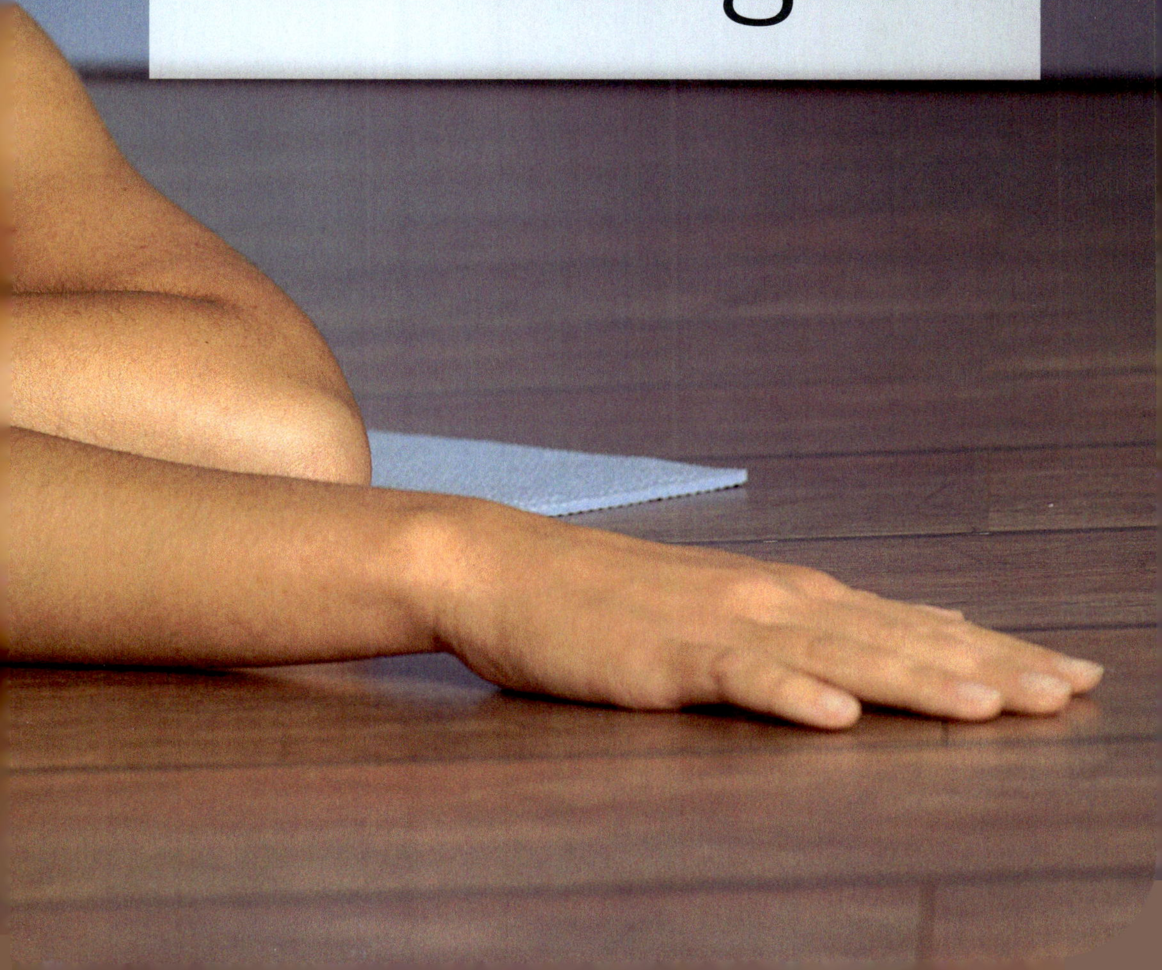

THEORIE

PRAXIS

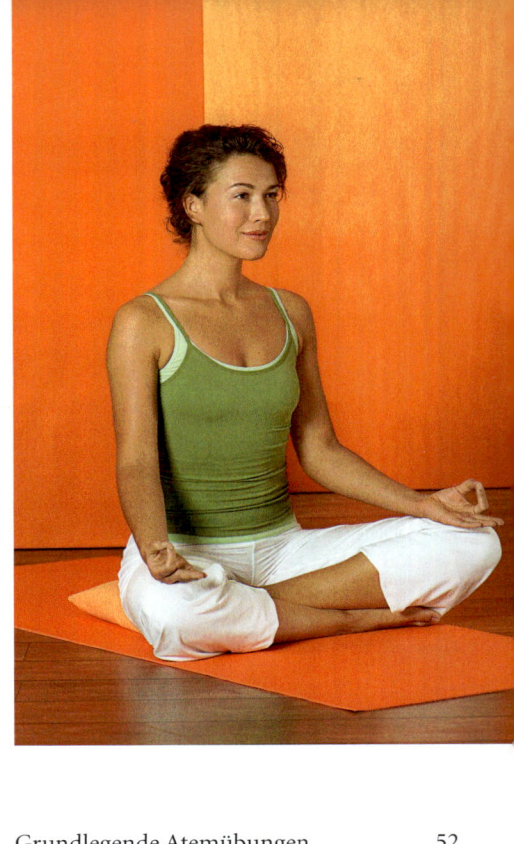

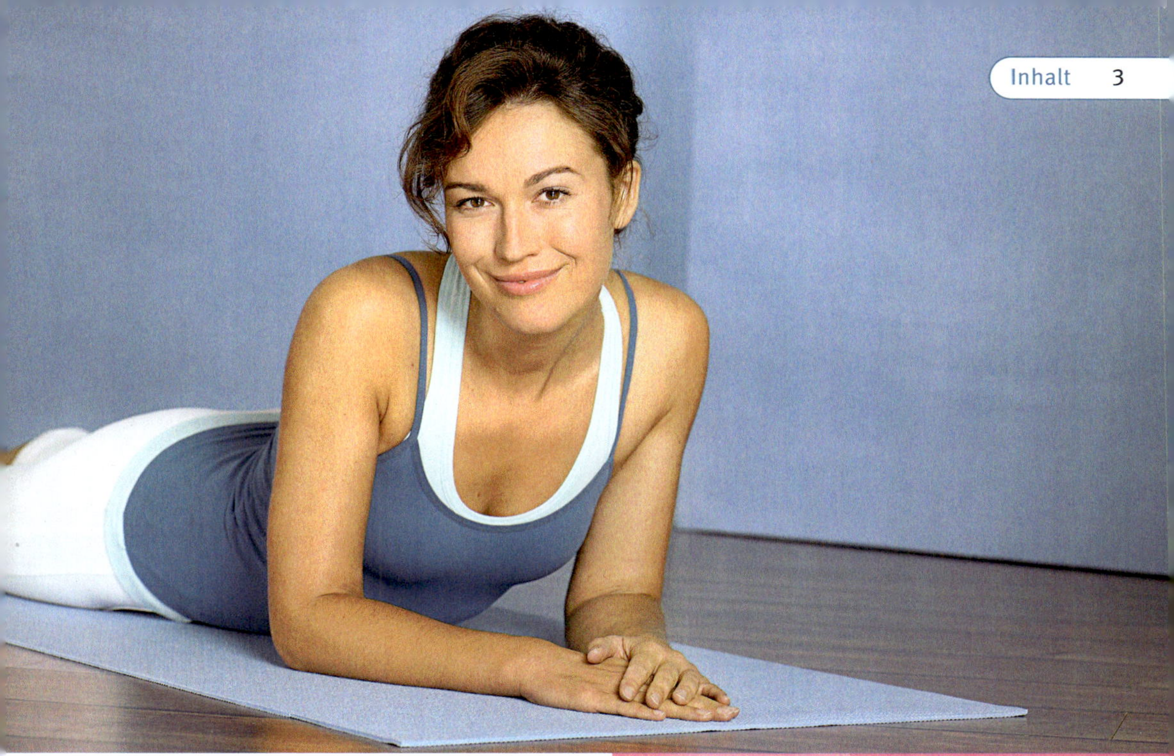

SERVICE

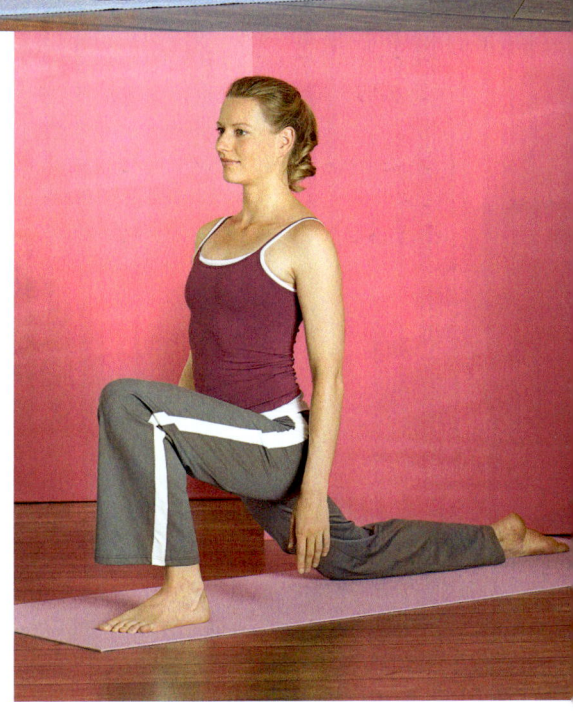

Harry Waesse, Heilpraktiker, Jahrgang 1934, ist seit 1975 Yoga-Lehrer an verschiedenen Volkshochschulen und am Münchner Yoga-Zentrum. Anerkennung durch den BDY. Weiterbildung bei in- und ausländischen Yoga-Lehrern und -Lehrerinnen. In seiner Heilpraktiker-Praxis verbindet er naturheilkundliche Behandlung, Hatha-Yoga und Atemtherapie.

Martin Kyrein, geboren 1964, hat seit 1975 Erfahrung in der Hatha-Yoga-Praxis gesammelt. Ausbildung zum Yoga-Lehrer im Münchner-Yoga-Zentrum. Er ist Kursleiter an verschiedenen Volkshochschulen und im Münchner-Yoga-Zentrum. Für ihn ist Yoga ein Weg, der zu Gesundheit von Körper und Geist führt und das »Innerste« im Menschen berührt.

EIN WORT ZUVOR

Die Welt um uns herum ist oft hektisch und laut. Nur allzu oft hetzen wir ruhelos durch den Alltag. Für körperlichen Ausgleich oder Entspannung bleibt dabei meist nur wenig Zeit. Kein Wunder, dass wir uns häufig ausgelaugt und überfordert fühlen: Unsere Muskeln sind unzureichend trainiert, Wirbelsäule und Nerven dem negativen Stress oft nicht gewachsen. Wir sind körperlich und seelisch verkrampft. Dabei ist jede Verspannung – ob körperlich oder seelisch – eine Verschwendung von Energie, die ernsthafte Folgen haben kann. Denn wenn wir mit unseren Energien und Reserven zu großzügig umgehen, sind wir schnell erschöpft und werden krank.

Yoga ist ein hervorragendes »Mittel«, Verspannungen jeder Art zu lösen und die Energiereserven wieder aufzufüllen. Mit Yoga werden Sie körperlich und geistig beweglicher, fühlen sich ausgeglichen und belastbar. Und: Sie können jederzeit damit beginnen – ganz unabhängig von Alter und persönlicher Kondition.

Wir haben für Sie in diesem Ratgeber Übungen zusammengestellt, die speziell für Einsteiger geeignet sind. Wenn Sie den Anleitungen genau folgen, überfordern Sie sich nicht, sondern gehen den Weg der kleinen Schritte. Und der führt Sie sicher zum Ziel. Mit etwas Erfahrung können Sie sich aus den einzelnen Übungen (asanas) selbst ein ausgewogenes Programm zusammenstellen, oder Sie wählen einfach eines unserer Übungsprogramme im GU-Folder. Absolvieren Sie Ihr Programm regelmäßig, am besten täglich. So stärken Sie Ihre Gesundheit, verbessern Ihre Beweglichkeit, finden Ruhe und Gelassenheit.

Erleben Sie, wie Ruhe, Gelassenheit und Selbstvertrauen Ihr körperliches Wohlbefinden steigern und Ihre seelischen Kräfte stärken.

Harry Waesse
Martin Kyrein

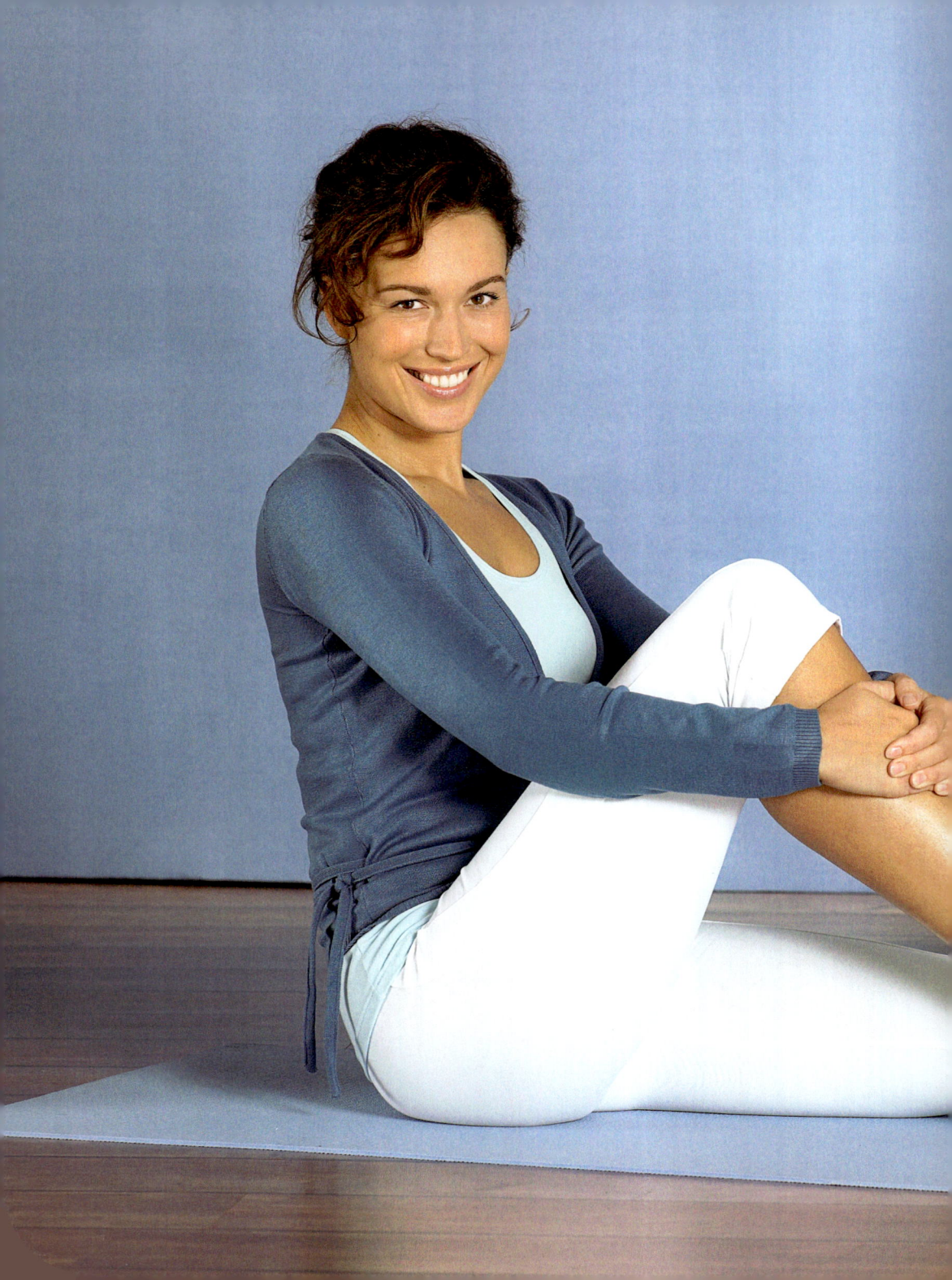

YOGA – WEG ZUR GESUNDHEIT

Wer Atmung, Körperübung und Konzentration verbindet, weckt heilende Kräfte im Körper. Das fördert Gesundheit, Belastbarkeit, Ausgeglichenheit und Selbstbewusstsein.

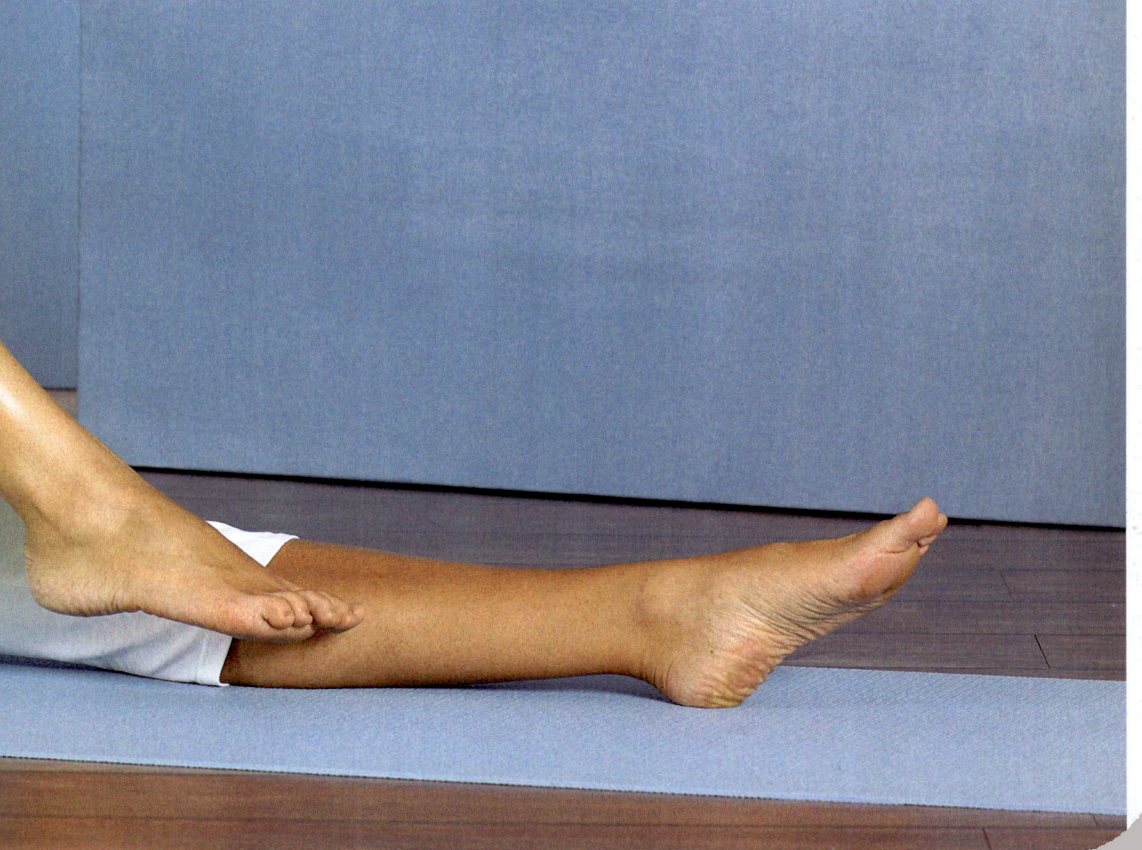

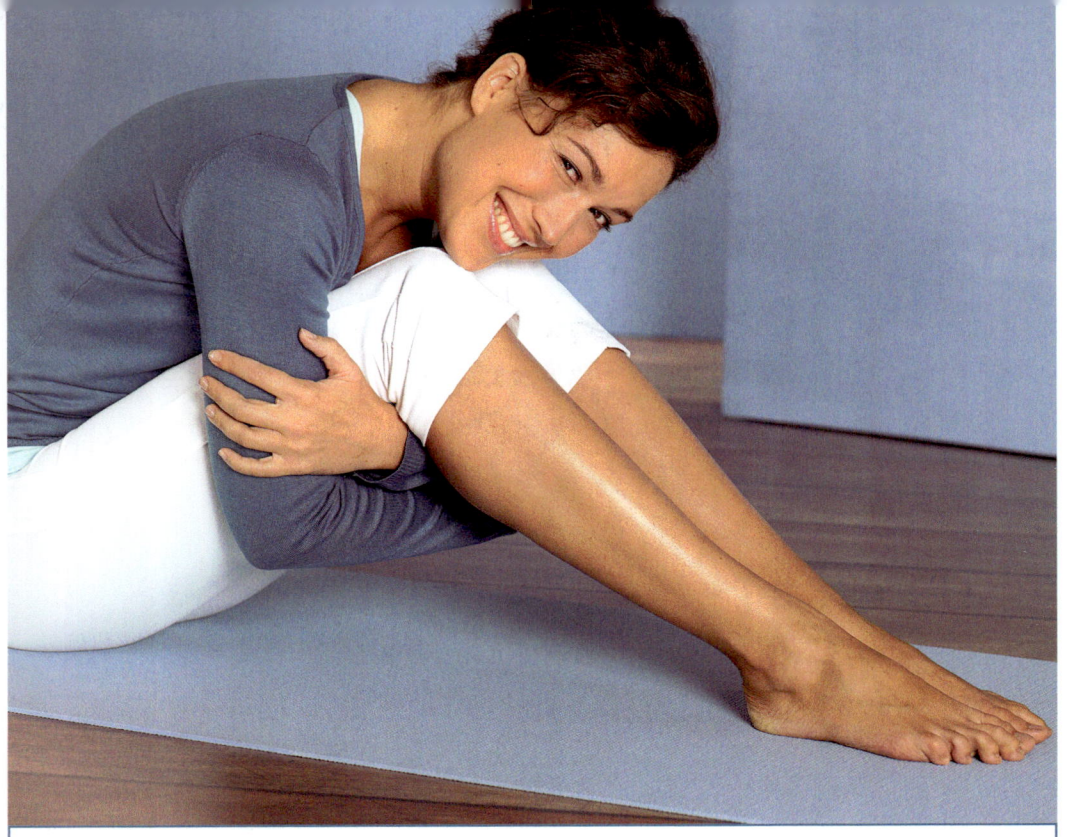

Was ist Yoga?

Yoga ist die wohl älteste Lehre vom Leben. Es ist eine Methode, die alle Energien des Menschen, also sein individuelles Selbst, mit den Energien des Universums, dem höchsten Selbst, in Einklang bringt und vereint. Zu dieser Einheit kann es jedoch nur kommen, wenn wir mit uns selbst im Reinen sind, sich Körper, Seele und Geist die Balance halten. Die Yoga-Lehre besagt: Das harmonische Zusammenspiel der körperlichen, seelischen und geistigen Energien bedeutet Gesundheit; Disharmonie dagegen Krankheit.

Diese Lehre vom Leben – die hier bewusst sehr einfach dargestellt ist – hat ihren Ursprung in Indien. Darstellungen auf Felsmalereien und Tonscherben, die Figuren in Yoga-Stellungen zeigen, beweisen, dass Yoga dort bereits vor Jahrtausenden praktiziert wurde. Schriftlich belegt ist die Existenz von Yoga seit dem 2. Jahrhundert v. Chr. Patanjali, ein indischer Weiser und Gelehrter, legte zu dieser Zeit in seinen 196 Lehrsätzen, den sogenannten sutras, die bis heute geltenden Yoga-Regeln fest. Aus ihnen entwickelten sich all die verschiedenen Yoga-Wege, die heute gleichberechtigt nebeneinander praktiziert werden.

Die 4 klassischen Yoga-Wege

Die wohl wichtigsten und über Jahrtausende hinweg praktizierten Yoga-Wege sind:
> Karma-Yoga, der Weg des selbstlosen Handelns,
> Jnana-Yoga, der Weg der Erkenntnis, des Wissens,
> Bhakti-Yoga, der Weg der Gottesliebe und Hingabe sowie
> Raja-Yoga, der königliche Yoga-Weg.

Alle vier sind praktische und spirituelle Yoga-Wege, wobei im Raja-Yoga auch Körperübungen (asanas) miteinbezogen werden.

Karma-Yoga: Der Weg des selbstlosen Handelns

Jeder, der mit offenem Herzen für andere da ist, praktiziert Karma-Yoga: Dieser Yoga-Weg vertieft die Verantwortung für unsere Mitmenschen und die gesamte Schöpfung. Er führt zu innerem Wachstum und innerer Freiheit, aber auch zu einer tiefen Empfindsamkeit für das Unvergängliche, das hinter allem Vergänglichen steht. Mit der Zeit verändert es die Motivation für unser Handeln. Nicht mehr die Früchte des Tuns stehen im Vordergrund, sondern das Bewusstsein für das Notwendige und die Bereitschaft, sich dafür aktiv zu engagieren.

Karma-Yoga wurde von Menschen geschaffen, die ihre geistige Klarheit durch Einsatz im Alltag erreicht haben. Seit der Belebung dieses Yoga-Weges in der westlichen Welt vor mehreren Jahrzehnten wurden viele Menschen dazu angeregt, weltweit Hilfsorganisationen zu gründen oder zu unterstützen.

INNERE BALANCE
Mit den Yoga-Übungen, die Sie in diesem Ratgeber kennenlernen, können Sie die Energien von Körper, Seele und Geist ins Gleichgewicht bringen – dies hilft Ihnen, gesund zu bleiben oder gesund zu werden.

Doch die mit Karma-Yoga verbundene Einstellung hat auch in unserer Kultur eine lange Tradition. So ist etwa unser heutiges soziales Netz ohne freiwillige Helferinnen und Helfer kaum denkbar.

Jnana-Yoga: Der Weg der spirituellen Erfahrung durch Analyse und Erkenntnis

Der Weg des Jnana-Yoga eröffnet einem intellektuell veranlagten Menschen nahezu unbegrenzte Möglichkeiten, sich mit den eigenen Stärken und Fähigkeiten in die Philosophie und Wissenschaft des Yoga zu vertiefen. Dabei geht es nicht um die Suche nach neuen Theorien, sondern darum, Denk- und Unterscheidungsvermögen zu schulen – ebenso wie die Fähigkeit, die tiefen Weisheiten des Weges zu erfassen und zu verwirklichen. Jnana-Yoga gibt Antworten auf alle grundlegenden Fragen der Menschheit, wie »Was ist der Sinn des Lebens?« oder »Wer bin ich?«. Denn er lehrt Meditationstechniken, die wie im Raja-Yoga (siehe rechte Seite) zur Erfahrung des Selbst führen.

Schon vor Jahrtausenden sind Menschen den Jnana-Yoga-Weg zum Selbst, zur Einheit, gegangen. Viele davon haben ihre Erfahrungen weitergegeben. Ihre heute noch aktuellen Lehren zeigen den Sinn des Yoga: Er befreit die Suchenden von Zwängen und Zerstreutheit und öffnet das Bewusstsein für andere Yoga-Wege.

Bhakti-Yoga: Der Weg der Hingabe und Liebe an Gott

Der Weg des Bhakti-Yoga führt zu einer inneren Verwandlung durch Religiosität und Spiritualität. Dabei entsteht eine sich ständig vertiefende liebevolle Hingabe an eine weltbeschützende überweltliche Macht. Die Verwirklichung im Alltag löst im Übenden tiefe Prozesse des Wachstums aus, in denen er seine persönlichen Gefühle und Gedanken, ohne sie zu unterdrücken, in religiöse verwandelt und auf Gott richtet. Auf diese Weise erwächst aus der eigenen begrenzten Welt Weitsicht sowie

GU-ERFOLGSTIPP

Die Wege des Yoga beschränken sich nicht auf die regelmäßigen körperlichen Übungseinheiten. Fragen Sie sich auch während des Alltags immer wieder: Wie geht es mir? Wie fühle ich mich? Wie steht es um meinen Atem? Wie, wo und wann atmet es in mir? All diese Fragen unterstützen die innere Kommunikation zwischen Körper und Psyche. Und sie bilden die Basis, mit der Sie Ihre persönliche Gesundheit mitgestalten.

ein tiefes Verständnis für den Schöpfer und sein Werk. Ihm gilt die ganze Liebe, was die Erfahrung des Getragenwerdens vermittelt und die Seele stärkt. Bhakti-Yoga unterstützt die Gläubigen mit Ritualen, Zeremonien, Gebeten und dem Singen von mantras (Gebetsformeln, heilige Wörter).

Raja-Yoga: Der Weg der Vereinigung des individuellen mit dem universellen Bewusstsein

Der indische Weise Patanjali fasste vor rund 2000 Jahren die bis dahin vorhandenen Yoga-Erkenntnisse zusammen und schuf, geleitet von den eigenen Erfahrungen, den achtgliedrigen Yoga. Ursprünglich als Ashtanga-Yoga bezeichnet wird dieser Yoga-Weg heute Raja-Yoga genannt, der königliche Yoga (raja = König).

Jedes der acht Glieder des Raja-Yoga ist ein offenes System mit einem bestimmten Schwerpunkt. Sie alle jedoch sind eingebunden in einen Kreis der gegenseitigen Bereicherung und Befruchtung.

Ziel des Raja-Yoga ist, das individuelle mit dem kosmischen Bewusstsein zu vereinigen. Praktisches Handeln im Alltag, Kraft, Übersicht und die Vertiefung in die Yoga-Praxis stehen dabei im Vordergrund. Durch inneres Wachstum lässt sich Leid vermeiden, physische und psychische Fehlhaltungen lösen sich auf. Es entsteht Ruhe, Lockerheit, Übersicht, Kreativität, Achtsamkeit und Bewusstheit.

Die Yoga-Sutras beschreiben einen Weg, in dem alle Aspekte der täglichen Lebensgestaltung bis zur Vereinigung des individuellen mit dem kosmischen Selbst (samadhi) enthalten sind.

Durch eine regelmäßige, konzentrierte Praxis nach seinen Anweisungen lassen sich Um- und Abwege vermeiden. Das Bewusstsein wächst und weitet sich. Körper, Gefühle und Gedanken bestimmen immer weniger unsere Absichten, Wünsche und unser Verhalten. Sie werden vielmehr zu Instrumenten, die der Führung des reinen Geistes folgen.

DIE ACHT GLIEDER

Die acht Glieder des Raja-Yoga beinhalten folgende Schritte:

> yama: ethische Regeln für den Umgang mit der Schöpfung
> niyama: ethische Regeln für den Umgang mit sich selbst
> asana: Sitz- und Körperhaltungen
> pranayama: Atemlenkung
> pratyahara: Zurückziehen der Sinne von der Außenwelt
> dharana: Konzentration
> dhyana: Meditation
> samadhi: Eins-Sein

Hatha-Yoga – Weg zur Harmonie

Unter den vielen Yoga-Wegen hat Hatha-Yoga die größte Verbreitung gefunden. Er ist auch im Westen die wohl bekannteste Yoga-Praxis, obwohl er seine klare Linie erst um das 6. Jahrhundert n. Chr. gefunden hat.

Hatha-Yoga stellt eine Erweiterung der Asana-Praxis aus dem Raja-Yoga dar und wird dadurch zum fünften großen Yoga-Weg, auf dem die Selbsterfahrung anhand von Körperübungen erweitert wird. Er vereint die gegensätzlichen Energien, hält ein- und ausströmende Energien im Gleichgewicht.

Die Asana-Praxis im Hatha-Yoga enthält alle Bewegungen, die auch im Alltag immer wieder vorkommen – und geht noch darüber hinaus. Sie bezieht Vor-, Rück- und Seitbeugen, Drehungen, Umkehr- und Sitzhaltungen ebenso mit ein wie Gleichgewichts- und Atemübungen.

In Einzelübungen und Sequenzen, die sich aus stehenden, knienden, sitzenden oder liegenden Positionen entwickeln, werden gleichzeitig Bewegung, Atmung und Konzentration geschult. Dadurch weitet sich das Bewusstsein für die Einheit von Körper, Seele und Geist. Die Muskeln werden gestärkt, der Bewegungsapparat und die inneren Organe in Einklang gebracht. Der Kreislauf wird angeregt, das Nervensystem beruhigt, die Atmung verbessert und die Konzentrationsfähigkeit gesteigert.

Neue Kräfte schöpfen

Mehr Kraft, innere Ausgeglichenheit und Ausdauer: Das alles sind Wirkungsweisen, die wohl jeder von uns brauchen kann. Schließlich bleiben die Belastungen des Alltags, Termin- und Leistungsdruck, Arbeitsüberlastung und zwischenmenschliche Konflikte nicht ohne Folgen. Immer öfter führen sie bereits in jungen Jahren zu körperlichen Verspannungen, Abnützungserscheinungen des Bewegungsapparates und Kreislaufstörungen. Und auch psychosomatische Erkrankungen, also Krankheiten, die sowohl körperliche als auch seelische Ursachen haben wie Magenbeschwerden, Durchfall oder Migräne, werden oft durch die genannten (oder ähnliche) Stressfaktoren verursacht.

GEGENSÄTZE ÜBERWINDEN

Der Name Hatha-Yoga leitet sich von »ha« »Sonne, Sonnenatem« und »tha« »Mond, Mondatem« her. Dadurch umschreibt er sehr gut das vereinende Prinzip der gegensätzlichen Energien. Aufbauende und heilende Kräfte in Körper und Seele werden geweckt. Die vielfältigen Energien von Körper, Seele und Geist können sich harmonisieren.

Mit Hatha-Yoga können Sie schon in kurzer Zeit spürbare Veränderungen herbeiführen: Aufbauende und heilende Kräfte in Körper, Seele und Geist werden geweckt und stabilisiert. Sie werden ruhiger, ausgeglichener und können den Anforderungen, die der Alltag an Sie stellt, gelassener entgegentreten.

DIE LEHRE VOM FRIEDLICHEN DASEIN
Patanjali beschreibt in seinen sutras auch den Umgang mit der Schöpfung. Dabei spielen Gewaltlosigkeit, Wahrhaftigkeit, Begierdelosigkeit, Enthaltsamkeit und das »Nicht-Horten« eine wichtige Rolle.

Hatha-Yoga hilft jedem Einzelnen durch die Asana-Praxis sein eigenes Potenzial zu erkennen und dieses auch tatsächlich verfügbar zu machen. Dadurch tragen Sie eine Menge dazu bei, den Körper gesund zu erhalten, damit der geistigen Entwicklung viel Zeit zur Verfügung steht.

Moderne Yoga-Richtungen

Aus dem viele Jahrhunderte alten Hatha-Yoga wurden in neuerer Zeit unterschiedliche Richtungen entwickelt. Erfahrene Lehrer und Lehrerinnen verlagerten dazu einige Schwerpunkte und rückten andere Aspekte in den Vordergrund. So betonen einige der neueren Ansätze zum Beispiel eher die körperliche Fitness, andere die heilende Wirkung des Yoga, wieder andere die Bewusstseinserweiterung und die geistige Entwicklung. Diese Vielfalt erlaubt es jedem von uns, denjenigen Yoga zu wählen, der am besten zu ihm und seinem Lebensstil passt.

Viniyoga

Diese Praxis wurde von Sri Krishnamacharya entwickelt, der dazu alte, heute leider verschollene Quellen heranzog. Durch seinen Sohn Desikachar und einige seiner Familienmitglieder wird Viniyoga heute in vielen Ländern verbreitet.

Viniyoga stützt sich auf die sutras des Patanjali und spricht gleichermaßen Körper, Seele und Geist an. Er geht dabei in besonderem Maße auf die Möglichkeiten und Bedürfnisse des Einzelnen ein. Die asanas werden ohne lange Pausen in Sequenzen durchgeführt, die dem Atemrhythmus folgen. Der sanfte Unterricht findet meist in Gruppen statt, um therapeutische Ziele zu erreichen, aber auch in Einzelstunden.

14

Iyengar-Yoga

Dieser kraftvolle Yoga wurde von B. K. S. Iyengar, einem Schüler von Sri Krishnamacharya (→ Viniyoga), und seiner Tochter Geete entwickelt. Aufgrund der vielen Yoga-Schulen, die diesen Weg lehren, hat er heute im Westen großen Einfluss gewonnen.

Beim Iyengar-Yoga werden Hilfsmittel wie Klötze, Seile, spezielle Bänke und Stühle in das Übungsprogramm integriert. Sie erleichtern die asanas, aber auch die therapeutische Arbeit bei körperlichen Schwächen oder Krankheiten.

MEHR BEWEGUNG
Der Einfluss des technischen Fortschritts auf den Alltag schränkt die natürlichen Bewegungen immer stärker ein. Eine ausgewogene, den individuellen Möglichkeiten angepasste Asana-Praxis füllt dieses Defizit aus und unterstützt alle Funktionen von Körper und Psyche, die durch Bewegung gefördert werden.

Power-Yoga

Power-Yoga ist eine Schöpfung von Sri K. Pattabhi Jois, der in den dreißiger Jahren des letzten Jahrhunderts ebenfalls bei Sri Krishnamacharya Yoga studierte. Die einzelnen asanas sind in verbindende Bewegungen und Sprünge eingebettet. Alles zusammen wird ohne Pause in einer fließenden Übungsfolge durchgeführt. Die Übungspraxis ist sehr sportlich. Durch die entstehende Körperwärme und viel Schweiß sollen sich die Muskeln dehnen und entspannen.

Zu den fortgeschrittenen Stufen des Power-Yoga gehört die Ujjayi-Atmung, bei der sich durch eine leichte Anspannung der Stimmbänder die Atmung verlangsamt und das typische reibende Geräusch entsteht.

3 HO Kundalini-Yoga

Gesund, glücklich und ganzheitlich leben, das ist das Ziel dieses Yoga-Weges. Yogi Bajan gründete 1969 in Los Angeles die Healthy Happy Holy Organisation, in deren Namen das Programm schon enthalten ist.

Typisch für 3 HO Kundalini-Yoga ist das Ineinanderfließen von dynamischen und statischen Übungen, von denen viele aus dem Hatha-Yoga stammen. Sie sind verbunden mit einer bewussten Atemführung, einem inneren Konzentrationspunkt und der gesungenen beziehungsweise gedanklichen Wiederholung eines mantras. Tiefentspannungen, mudras (Handhaltungen) und Meditation runden das Programm ab.

Bikram-Yoga

All diejenigen, die einen sehr sportlichen Übungsstil bevorzugen, finden im Bikram-Yoga eine Kombination aus Yoga und Fitness. Schöpfer dieser Methode ist Bikram Chodhury, der in Beverly Hills lebt.

Eine 90-minütige Bikram-Yoga-Übungseinheit beinhaltet zwei Durchgänge mit jeweils 26 asanas in vorgegebener Reihenfolge. Das Training ist ziemlich hart und erfordert eine entsprechend große Beweglichkeit.

WICHTIG

Eine Besonderheit des Bikram-Yoga ist die Raumtemperatur, die während des Übens 40 °C beträgt. In einer Trainingseinheit verliert der Körper dadurch ein bis zwei Liter Wasser und verschiedene Mineralsalze, was der Entschlackung dienen soll. Bevor Sie einen Bikram-Yoga-Kurses belegen, ist es deshalb sinnvoll, mit einem Arzt oder Therapeuten darüber zu sprechen.

Sivananda-Yoga

Das erste Sivananda-Yoga-Zentrum entstand 1961 in Montreal und wurde von Svami Vishnu Devananda gegründet. Der Weg des Sivananda-Yoga besteht aus einem Hatha-Yoga-Programm mit 12 anspruchsvollen asanas, der sogenannten Rishikesh-Reihe. Die asanas werden intensiv durchgeführt und verlangen vom Übenden eine große Beweglichkeit. Tiefentspannung, Meditation, das Singen von Mantras und Kochkurse für vegetarische Ernährung ergänzen die Übungen.

Jivamukti-Yoga

Sharon Gannon und David Life haben 1986 in New York dieses kraftvolle, dynamische Training für den ganzen Körper entwickelt. Die Impulse dazu gaben ihnen verschiedene indische Yoga-Lehrer. Bei Jivamukti-Yoga ist die Stärkung der Körpermitte ein überaus zentrales Thema. Viele asanas beinhalten das Abstützen des Körpers mit den Armen ebenso wie Rückbeugen und Umkehrhaltungen.

Begleitet von Musik werden die asanas beim Jivamukti-Yoga beinahe tänzerisch fließend miteinander verbunden. Das Singen von mantras, die Meditation und das Rezitieren alter Yoga-Texte sind wichtige Elemente, die das Übungsprogramm ergänzen und dem Übenden helfen sollen, sein Ziel zu erreichen: Jivamukti, die »Befreiung der Seele«.

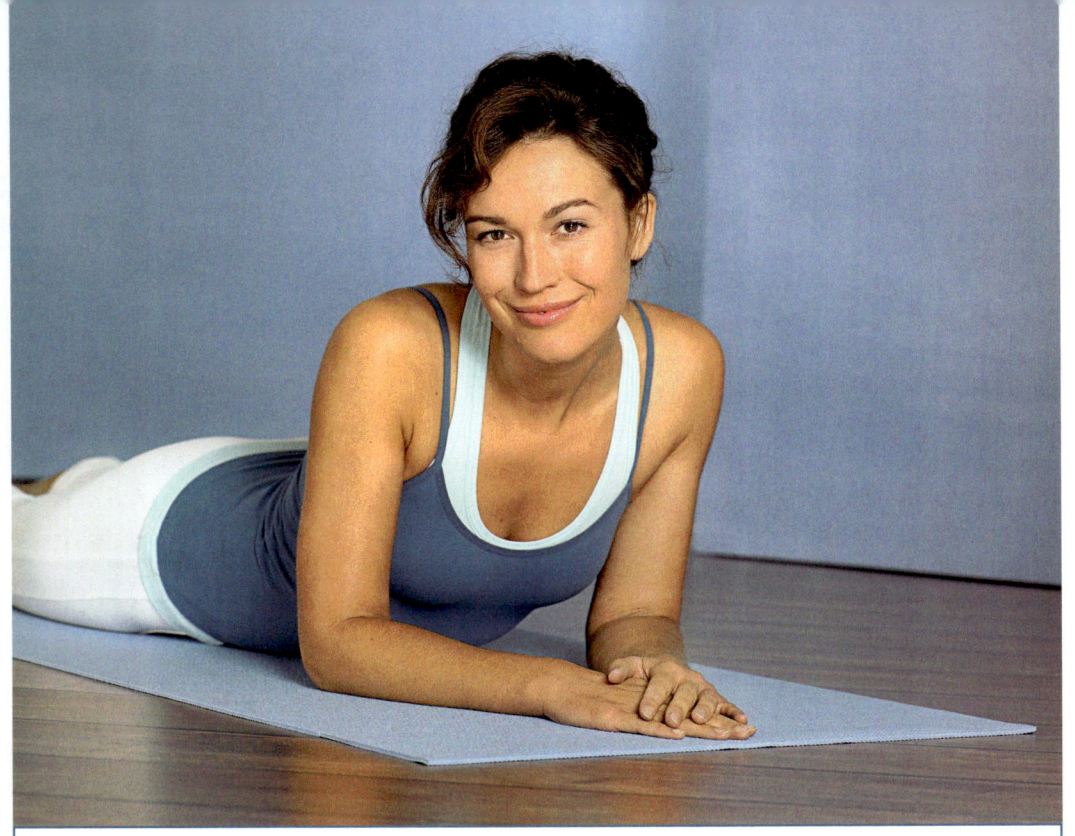

Wie wirkt Yoga?

Yoga ist ein ganzheitliches System, das den ganzen Menschen in seiner Entwicklung unterstützen soll. Die unterschiedlichen Schwerpunkte der einzelnen Wege ermöglichen es jedem von uns, den Yoga zu praktizieren, der seiner Veranlagung am ehesten entspricht. Hatha-Yoga, wie er in diesem Buch angeboten wird, legt dabei den Schwerpunkt auf die Erhaltung oder Verbesserung der körperlichen und psychischen Gesundheit. Durch die Verbindung von ausgewählten Bewegungen, bewusster Atemführung und Konzentration auf das augenblickliche Geschehen erhalten viele asanas therapeutischen Charakter. Hatha-Yoga stellt die ursprüngliche Ordnung wieder her, indem er Lockerheit, Beweglichkeit, Selbstwahrnehmung, Ausdauer und Kraft stärkt, die von den Belastungen des Alltags aufgezehrt werden.

Natürliche Atmung

Das Atmen ist für jeden von uns von elementarer Bedeutung. Es begleitet uns durch das ganze Leben. Durch eine natürliche Atmung entspannt sich der Körper, die Seele »öffnet« sich, und der Geist wird klar. Weil sich Yoga in Lehre und Praxis an den ganzen Menschen wendet, kommt der natürlichen Atmung – auch Vollatmung oder Yoga-Tiefatmung genannt – im Yoga eine sehr große Bedeutung zu. Sie versorgt ihn nicht nur mit Sauerstoff, sondern auch mit prana – der universellen Lebenskraft.

ATEMRÄUME NUTZEN
Vollatmung oder Yoga-Tiefatmung bedeutet, alle Atemräume an der Atmung teilhaben zu lassen, also Basis-, Flanken-, Rücken- und obere Atmung harmonisch zu verbinden (siehe auch Seite 54 f.).

Leistungsfähig durch Sauerstoff

Für alle Lebensvorgänge und jeden Stoffwechselvorgang brauchen wir Sauerstoff. Ohne ihn könnten wir nur wenige Minuten überleben. Mit der Einatmung strömt sauerstoffreiche Luft durch die oberen Atemwege, durch Nasenhöhlen, Mundhöhle und Rachen über den Kehlkopf zu den unteren Atemwegen, der Luftröhre, den Bronchien, zur Lunge mit den beiden Lungenflügeln. In den unzählig vielen winzigen Lungenbläschen, aus denen das Lungengewebe besteht, findet dann der Gasaustausch statt: Durch die dünnen Wände mit den feinen Blutgefäßen tritt der Sauerstoff ins Blut über, das ihn zu unseren Körperzellen transportiert. Dort wiederum findet mit seiner Hilfe die Umwandlung von Nährstoffen in Energie statt, die der Organismus für alle Stoffwechselvorgänge braucht.

Bei diesem Prozess fallen feste, flüssige und gasförmige Schlackenstoffe an, die der Körper wieder loswerden muss: Die flüssigen und festen werden zu Nieren und Darm geleitet und dann ausgeschieden. Die gasförmigen Schlackenstoffe (unter anderem Kohlendioxid) werden vom Blut in die Lungenbläschen transportiert und von dort über die Ausatmung ausgeschieden.

Die Atmung ist also ganz wesentlich für unsere Gesundheit und unser Wohlbefinden. Die Yoga-Praxis verbessert die Versorgung des ganzen Menschen mit Sauerstoff über das Einatmen und hilft über das Ausatmen bei der Entsorgung von Schlackenstoffen.

So wird die Atmung gesteuert

Unsere wichtigsten Atemmuskeln sind das Zwerchfell, eine kuppelförmige Muskelplatte in der Leibmitte, und die Zwischenrippenmuskeln. Bei der Einatmung zieht sich das Zwerchfell zusammen: Die Kuppeln flachen ab, der Durchmesser wird größer und das Zwerchfell schwingt einige Zentimeter in den Bauchraum. Durch das Vakuum, das dabei im Brustraum entsteht, strömt Luft in die Lungen. Gleichzeitig ziehen sich die Zwischenrippenmuskeln zusammen, heben die Rippen und weiten den Brustkorb. Dies schafft weiteren Raum für die Ausdehnung der Lungen und die einströmende Atemluft.

Die Ausatmung ist ein reiner Entspannungsvorgang: Das Zwerchfell schwingt in die Brusthöhle zurück, die Zwischenrippenmuskeln lassen die Rippen sinken, der Brustkorb verkleinert sich, die Luft strömt aus.

Beide Vorgänge – das Ein- und das Ausatmen – werden von uns im Allgemeinen nicht bewusst gesteuert. Sie laufen einfach ganz automatisch ab. Das Ziel der Atemübungen im Yoga ist es, sich den Atemvorgang bewusst zu machen. So können wir allmählich zur natürlichen Atmung (Vollatmung) zurückfinden und eine bestehende Fehlatmung durch diese ersetzen.

NEGATIVER DRUCK
Wenn in diesem Buch von Stress die Rede sein wird, so ist immer die negativ wirkende, krankmachende Form von Stress, der Disstress, gemeint.

Yoga, das Anti-Stress-Programm

Stress ist so alt wie das Leben auf der Erde. Das englische Wort »stress« bedeutet Druck und ist zum Synonym geworden für die Überlastung, die entsteht, wenn wir uns unter Druck gesetzt fühlen. Allerdings ist Stress nicht immer schlecht. Es gibt positiv wirkenden, lebensnotwendigen Stress, den Eustress, und negativ wirkenden Stress, den Disstress. Wir alle kennen beide Formen.

> Eustress entsteht in zwar anstrengenden, aber angenehmen Situationen. Er regt uns an, alte, eingefahrene Bahnen zu verlas-

sen, kreativ, phantasievoll und intelligent zu handeln. Eustress ist daher ein wichtiger Faktor für Veränderung und Neuerung.

> Disstress dagegen entsteht in schwierigen Situationen. Er belastet unseren Körper, behindert das Denken und drückt unsere Stimmung. Häufiger Disstress macht krank.

Vielen von uns sind die negativen Stressfolgen nur zu gut bekannt: Dem einen »bleibt die Luft weg«, der andere reagiert mit Durchfall, der dritte mit Kopfschmerzen. Bei Prüfungen löst mitunter das »Brett vor dem Kopf« eine regelrechte Denkblockade aus. Sogar Krankheiten können durch Stress ausgelöst werden. Da jedes asana durch das Zusammenwirken von Bewegung, Atmung und Konzentration Körper, Seele und Geist beeinflusst, ist Yoga der ideale Weg, Überforderungen und deren Folgen zu vermeiden. Während Bewegung und Atmung stärker im Körper wirken, beeinflusst die bewusste Konzentration Seele und Geist. Yoga stabilisiert so den ganzen Menschen. Und das hat zur Folge, dass stressauslösende Situationen abgeschwächt werden oder seltener entstehen, und sich die Auswirkungen leichter meistern lassen. Nach längerem, regelmäßigem Üben gewinnen Sie eine positive Einstellung, Gelöstheit, Heiterkeit und Zufriedenheit.

GU-ERFOLGSTIPP

Beobachten Sie in Stresssituationen Ihren Atem besonders aufmerksam. Konzentrieren Sie sich ganz bewusst darauf, die Atmung zu beruhigen und die Ausatmung zu vertiefen. Erleben Sie das Getragenwerden von der Erde. Indem Sie sich körperlich und psychisch auf Ruhe einstellen, können Sie den negativen Kreislauf durchbrechen und die innere Balance wieder herstellen.

Stabile Wirbelsäule, gesunder Rücken

Die Wirbelsäule ist die zentrale Achse unseres Körpers. Sie verbindet die Schädelbasis mit dem Kreuzbein und dem darunter liegenden Steißbein. Sie ist Ursprung und Ansatz für die Arm-, Rumpf- und Beinmuskulatur.

Durch ihre große Stabilität ist die Wirbelsäule in der Lage, etwa zwei Drittel des Körpergewichtes zu tragen. Ihre große Flexibilität nach vorn und rückwärts, zu den Seiten, die Drehung um die eigene Achse sowie verschiedene Kombinationen all dieser Bewegungen verdankt sie den vielen kleinen einzelnen Bewegungsmöglichkeiten der Wirbel.

Der knöcherne Teil der Wirbelsäule besteht aus 24 einzelnen, freien Wirbeln, die durch Gelenke und 23 Bandscheiben miteinander verbunden sind, sowie neun zu Kreuz- und Steißbein zusammengewachsenen Wirbeln. Der Halsteil der Wirbelsäule besteht aus 7, der Brustteil aus 12 und der Lendenteil aus 5 Wirbeln. Entsprechend ihrer Belastung nehmen die Wirbel von oben nach unten an Größe zu.

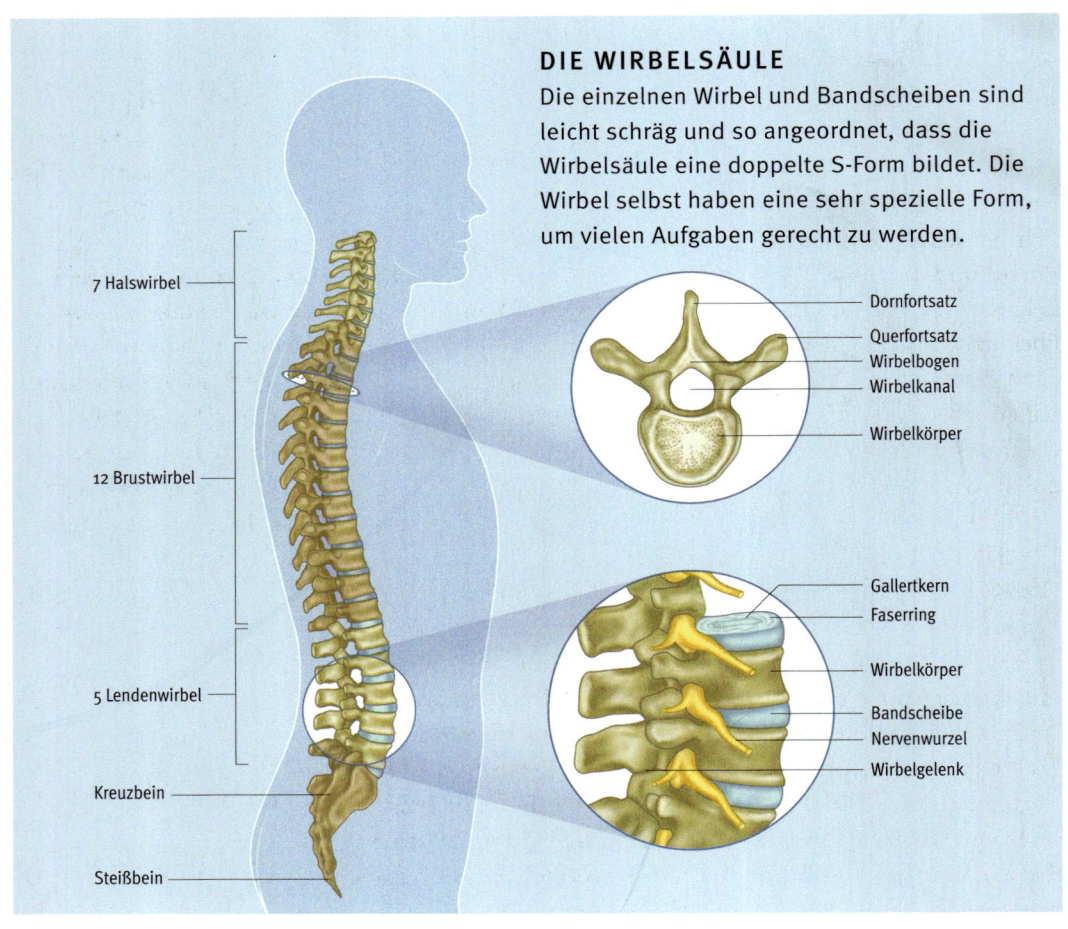

DIE WIRBELSÄULE

Die einzelnen Wirbel und Bandscheiben sind leicht schräg und so angeordnet, dass die Wirbelsäule eine doppelte S-Form bildet. Die Wirbel selbst haben eine sehr spezielle Form, um vielen Aufgaben gerecht zu werden.

7 Halswirbel

12 Brustwirbel

5 Lendenwirbel

Kreuzbein

Steißbein

Dornfortsatz
Querfortsatz
Wirbelbogen
Wirbelkanal
Wirbelkörper

Gallertkern
Faserring
Wirbelkörper
Bandscheibe
Nervenwurzel
Wirbelgelenk

Die Bandscheiben dienen als Puffer, die wie natürliche Stoß-
dämpfer ein Aufeinanderprallen der Wirbel vermeiden und Druck
von den seitlich austretenden Nerven fernhalten. Jede Bandscheibe
besteht aus einem Ring sehr stabiler kollagener Fasern und einem
Gallertkern, in dem viel Wasser und wasserbindende Substanzen
enthalten sind. Je nach Alter des Menschen liegt der Wassergehalt
(bei normalen Trinkgewohnheiten) zwischen 70 und 90 Prozent.
Die Bandscheiben sind mit den Wirbeln durch eine knorpelige
Platte verbunden. Sie gibt festen Halt und ist gleichzeitig eine
Membran für den Flüssigkeitsaustausch und den Stoffwechsel.
Wenn die Wirbelsäule durch Stehen, Heben oder Tragen belastet
wird, treten Schlackenstoffe und Flüssigkeit aus den Bandscheiben aus. Wird sie entlastet, zum Beispiel beim Liegen, nehmen sie
wieder Nährstoffe und Flüssigkeit auf.
Durch ihre hohe Elastizität sind die Bandscheiben in der Lage,
sich bei jeder natürlichen Bewegung so zu verformen, dass die
Wirbel und die Nerven geschützt sind. Kommt es zur Entlastung,
nehmen sie ihre ursprüngliche Form wieder an. Ist die Belastung
über längere Zeit oder durch ruckartige Bewegungen zu groß,
kann der Faserring an seiner dünnsten Stelle, die oft hinten liegt,
reißen und gallertartige Substanz aus dem Kern bis zu den Rü-
ckenmarksnerven austreten. So ein Bandscheibenvorfall lässt sich
durch eine ausgewogene Asana-Praxis vermeiden.

Stark und beweglich dank Yoga

Der Hatha-Yoga als Gesundheitspraxis legt besonderen Wert auf einen kraftvollen, elastischen, beweglichen Rücken. Wie wichtig dies
ist, zeigen Untersuchungen, nach denen über 80 Prozent der Rückenschmerzen auf eine verspannte, verhärtete Rückenmuskulatur
zurückzuführen sind. Viele asanas sind speziell auf die Lösung dieses Problems abgestimmt. Ob Vor-, Rück- oder Seitbeugen, alle Bewegungen sind wirksame Problemlöser – soweit Sie sie im Rahmen
Ihrer individuellen körperlichen Möglichkeiten durchführen. Für
die Wirbelsäule, von der aus ebenfalls Schmerzen entstehen, sind
besonders die Drehübungen geeignet. Sie dehnen und kräftigen vor
allem die kurzen Muskeln, die direkt an der Wirbelsäule anliegen.

GUT GESCHÜTZT
Im Wirbelkanal schwimmt
in der Gehirn-Rückenmarks-
flüssigkeit stoßgesichert
und fast schwerelos das
von besonderen Häuten
umgebene Rückenmark.
Es kann sich jeder Haltung
der Wirbelsäule anpassen.
Zwischen den Wirbeln
treten die Rückenmarks-
nerven aus, um verschie-
dene Bereiche des Kör-
pers zu versorgen.

Kraftvolle elastische Muskeln

Alle Bewegungen, große oder kleine, anstrengende oder entspannende, entstehen durch die Fähigkeit der Muskeln, sich zusammenzuziehen und zu erschlaffen. Die Skelettmuskeln sind durch den Willen beeinflussbar und werden durch die Gehirn- und Rückenmarknerven aktiviert.

Jeder dieser Muskeln hat einen faserigen Aufbau mit Muskelzellen und Bindegewebsfasern, die als sehr reißfeste Sehnen mit dem Knochen verbunden sind. Im Muskel sorgen die gut durchbluteten und nervlich versorgten Fascien dafür, dass die Muskelbündel geschmeidig aneinandergleiten. Sie durchziehen in vielen Schleifen den ganzen Körper. Die Anzahl der Muskelfasern ist schon bei der Geburt festgelegt; sie lässt sich durch kein Training erhöhen. Wird der Muskel durch regelmäßige Belastung größer, verdicken sich jedoch die Fasern und der Bindegewebeanteil nimmt zu. Jeweils ein Nerv und die von ihm versorgten Muskelfasern bilden eine motorische Einheit. Sie sind die »Motoren«, die die Knochen und Gelenke bewegen. Nervenimpulse schalten einen Muskel an, halten, sichern und steuern seine Spannung und schalten ihn wieder ab. Körper und Psyche bestimmen dabei, wie eine Bewegung durchgeführt wird, und können daraus ein ganzheitliches Erlebnis werden lassen.

Die Leistung eines Muskels hängt davon ab, wie viele motorische Einheiten das Gehirn aktivieren und wie synchron es die Zusammenarbeit gestalten kann. Selten löst dabei ein einzelner Muskel eine Bewegung aus. Meistens macht nur das natürliche Zusammenspiel vieler Muskeln eine harmonische Bewegung möglich. Führen Sie beispielsweise eine Hand zur Schulter, zieht sich der Bizeps an der Vorderseite des Oberarms zusammen und der Trizeps an seiner Rückseite dehnt sich so kontrolliert, dass Bewegung, Anspannung und Tempo der gewünschten Ausführung entsprechen.

Die Muskulatur fordern und fördern

Je seltener ein Muskel belastet wird, um so mehr Muskelbündel schaltet die Körperintelligenz aus ökonomischen Gründen ab. Kein Wunder: Schließlich versucht sie – wie an anderen Stellen

---

STETER KREISLAUF
Durch feinste Blutgefäße werden der Muskulatur ständig Sauerstoff, Wasser und hochwertige Substanzen aus der Nahrung zugeführt. Lymphe und Blut sorgen für ein gesundes Milieu. Schlackenstoffe werden abtransportiert und Kohlendioxid über die Lungen ausgeatmet.

auch – mit einem Minimum an Aufwand ein Maximum der geforderten Leistung zu erbringen. Lässt sich diese Balance durch mangelndes Training nicht halten, entstehen Verspannungen, Verkrampfungen, Schmerzen.

Der erfolgreichste Weg Muskeln aufzubauen und zu stärken ist ein dynamisches Üben. Durch den Wechsel von An- und Entspannung nach jeweils drei bis vier Atemzügen nimmt der Muskel an Umfang zu, wird elastischer und entwickelt mehr Kraft. Inaktive motorische Einheiten werden aktiviert, Koordination, Versorgung und Entsorgung der Muskelbündel verbessert sich. Durch die vielfache Wiederholung einer Übung gegen geringen Widerstand wächst die Ausdauer, ohne eine Überforderung des Körpers. Halten Sie sich in Ihrer Yoga-Praxis an das biologische Grundgesetz des Psychiaters Rudolf Amdt und des Pharmakologen Hugo Schulz: Kleine Reize fördern, große hemmen, größte lähmen.

Den Beckenboden kräftigen

Ein Nachteil vieler Therapien und Übungsprogramme: Die Beckenbodenmuskeln werden nicht berücksichtigt. Das hat zur Folge, dass diese Muskeln häufig in einem Über- oder Untertonus verspannt oder erschlafft sind und sich selten in der natürlichen Spannung befinden. In den Praxiskapiteln ab Seite 36 erfahren Sie, wie Sie durch intelligentes Üben sowohl das eine als auch das andere Problem lösen können. Als Beispiel gilt die Schließmuskelübung (siehe Seite 115): Bei einer erschlafften Beckenbodenmuskulatur ist es sinnvoll, mit etwas Kraft zu üben und rund zehn Sekunden in der jeweiligen Position zu verweilen. Bei verspannten Muskeln dagegen sollten Sie vor allem mit Hilfe innerer Bilder und minimaler Kraft zu großen Bewegungen kommen.

Mit vielen anderen asanas, die bewusst auf die Erfordernisse abgestimmt werden, erreichen Sie die gleiche Wirkung, etwa mit der Gesäßbalance oder der Stirn-Knie-Stellung (siehe Seite 116 f.). Nicht zuletzt harmonisiert sich durch die Übungspraxis mit der aktiven Dehnung (siehe Seite 42 ff.) der Muskeltonus, während gleichzeitig die Kraft im Unterbauch wächst, die für elastische kraftvolle Beckenmuskeln sorgt.

TRINKEN FÜR DIE MUSKELN

Unsere Muskulatur besteht zu 75 % aus Wasser, zu 20 % aus Eiweißbausteinen und zu 5 % aus Elektrolyten. Nehmen Sie nach dem Üben immer ausreichend Flüssigkeit zu sich, um dieses Gleichgewicht wieder herzustellen.

WEITREICHENDE VERKNÜPFUNGEN
Wenn ein Muskel in Aktion tritt, beeinflusst dies nicht nur das Skelett. Die Verbindungen zwischen Muskeln und inneren Organen durch Nerven, Meridiane (Energiebahnen), Fascien, Lymphbahnen und Blutgefäße sind vielfach nachgewiesen und ein wichtiger Teil verschiedener alternativer Heilmethoden.

Mit Yoga Verspannungen lösen

Jede Körperbewegung – egal ob Sie gehen, etwas heben, kauen oder lachen – beeinflusst die Länge der betroffenen Muskeln und verändert ihre Spannung (Tonus). Befinden wir uns im Wachzustand, sollte jeder Muskel in einer natürlichen Grundspannung sein, dem Normaltonus, damit wir jederzeit reagieren können. Jede körperliche Tätigkeit erhöht diesen Grundtonus und lässt ihn nach getaner Arbeit wieder zurücksinken. Oft sind die Muskeln aber überaktiv und können sogar in Ruhephasen nicht abschalten, sodass zwischen An- und Entspannung kaum mehr ein Unterschied besteht.

Eine Verspannung kann durch unterschiedliche Faktoren ausgelöst werden: Ungünstige Körperhaltungen am Arbeitsplatz, einseitige Belastungen durch Arbeitsgeräte, falsche Bewegungen beim Sport oder schwache Muskeln, in denen die Bündel eines Muskels nicht synchron arbeiten, können die Ursache dafür sein. Wenn ein verspannter Muskel nicht zu seinem natürlichen Tonus zurückfindet, liegt die Ursache meist bei seinem Gegenspieler (Antagonist). Ist dieser schwach und überdehnt, kann er den verspannten Muskel nicht aus seiner verkürzten, verkrampften Haltung befreien. Die Verspannung bleibt. Mit Folgen: Jeder Übertonus des Muskels behindert alles Fließende und Strömende im Körper, zum Beispiel den Energiefluss in den Nerven und Meridianen, den Blutstrom oder den Fluss der Lymphe.

Neben den genannten Auslösern können auch biochemische Ursachen für eine starke Belastung der Muskeln verantwortlich sein, etwa Übersäuerung, Wasser- oder Nährstoffmangel durch falsche Ernährung. Zudem ist in dem ganzheitlichen offenen System Mensch die psychische Struktur an allen Vorgängen beteiligt. In einer positiven Wechselwirkung beeinflusst sie den Körper und umgekehrt – die Asana-Praxis ist der beste Beweis dafür. So können Verspannungen durch die enge Vernetzung von Muskeln und Nervensystem auch psychosomatische Prozesse sein, die durch ungenügend verarbeitete Reize aus der Außen- oder Innenwelt ausgelöst werden. Während Gefühle und Gedanken von einer Situation zur anderen springen, trägt der langsamer arbeitende Körper die Anspannungen noch nach vielen Stunden in den Muskeln. Falsche Bewusstseinshaltungen wie Unsicherheit, ein Mangel an Selbstvertrauen, Angst oder Wut sind häufig solche Auslöser. Die Spannungen psychischer Probleme, ob unverarbeitet, verdrängt oder unterdrückt, sammeln sich im Körper, der sie auch während des Schlafs nur ungenügend abbauen kann.

Letztendlich ist also unsere Bewusstseinshaltung für die körperliche, seelische und geistige Verfassung verantwortlich. Muskelverspannungen können somit durchaus ein Impuls dafür sein, bewusst im psychischen Bereich Altes loszulassen und stattdessen neue Erfahrungen zuzulassen.

Mit der Yoga-Praxis gehen Sie einen Weg, der Sie durch die systematische Zusammenführung von Bewegung, Atmung und Konzentration an der Fülle des Lebens teilhaben lässt und so Anspannungen – nicht nur in den Muskeln – auflöst. Die gezielten Bewegungen, verbunden mit der aktiven Dehnung, verbessern die Feinmotorik, lösen schmerzhafte Verspannungen und Verkürzungen der Muskeln, steigern ihre Dehnbarkeit und Kraft und verfeinern die natürliche Reaktion auf Belastung und Entspannung.

MIT SICH SELBST EINS SEIN
Yoga-Praxis bedeutet immer auch äußere und innere Reinheit, Zufriedenheit, Selbststudium, Hingabe und Achtsamkeit im Denken, Fühlen und Handeln.

Zur inneren Harmonie finden

Die Konzentration im asana ist ein hervorragendes Mittel, um ganz in der Gegenwart, im Augenblick zu leben. Sie verfeinert die Selbstwahrnehmung, aus der sich neue, positive Verhaltensweisen entwickeln – beim Üben ebenso wie im Alltag.

Die genau ausgeführten Bewegungen, der frei fließende Atem und die Begleitung durch die Achtsamkeit: Diese drei Elemente eines asanas geben jeder Yoga-Übung gleichzeitig Stabilität, Lockerheit und Bequemlichkeit. Daraus entwickelt sich im Laufe des Übens Ruhe und Gelassenheit, die aus dem tragenden Grund kommen. Diese ist weit entfernt von Rückzug oder Erschlaffung. Sie ist vielmehr erfüllt von Weichheit, Kraft, Präsenz, Achtsamkeit und innerer Harmonie.

Yoga und Ernährung

Als ganzheitliches System ist Yoga viel mehr als ein reines Fitness- und Entspannungsprogramm. Es ist ein Konzept fürs Leben. Und dazu zählt auch, wie wir uns ernähren.

Wie wichtig es ist, den Speiseplan von Zeit zu Zeit kritisch zu überprüfen, zeigen Untersuchungen, nach denen über 20 Prozent aller gesundheitlichen Störungen auf eine Fehlernährung zurückzuführen sind. Kein Wunder: Die Werbung lockt immer stärker mit einfach und schnell zuzubereitenden Fertigprodukten. Viele davon haben jedoch einen zu hohen Kohlenhydrat- und einen zu geringen Eiweißanteil. Die meisten Gerichte enthalten außerdem zu wenig Wirkstoffe für die biochemischen Aufbauprozesse des Körpers, dafür aber umso mehr belastende Konservierungsmittel, künstliche Aromastoffe und zu viele Kalorien.

Soweit es möglich ist, sollten Sie daher frische Lebensmittel essen. Sie sind wichtige Prana-Spender (prana = Lebenskraft), weil sie reich an Nährstoffen, Ballaststoffen und anderen Substanzen sind, die Körper und Psyche stärken. Darüber hinaus decken sie vielfach den Bedarf an Vitaminen und Spurenelementen. Die mitunter hitzige Diskussion darüber, ob Gemüse roh oder gekocht gegessen werden sollte, scheint kein Ende zu finden. Vieles spricht dafür, dass 10 bis 15 Prozent Rohkost pro Tag ausreichen, wenn gekochtes Gemüse nicht zerkocht, sondern mit »Biss« serviert wird. Das »Element Feuer« sorgt beim Kochen sogar dafür, dass die Nahrung zusätzlich mit Energie aufgeladen wird – heiße Suppen oder Tees sind überzeugende Beispiele dafür.

Es ist nicht erforderlich, sich wegen der Yoga-Praxis rein vegetarisch zu ernähren. Allerdings empfiehlt es sich, Fleisch nur ab und an auf den Tisch zu bringen. Wählen Sie in diesem Fall Produkte aus artgerechter Haltung und aus der Region.

LEBENSMITTELUNVERTRÄGLICHKEIT

Erfahrungen in der eigenen Praxis zeigen, dass hinter therapieresistenten Schmerzen oder Krankheiten oft dem Patienten nicht bekannte Lebensmittelunverträglichkeiten oder Allergien stehen. Dadurch können zum Beispiel Asthma, Migräne, Rücken-, Glieder-, Muskelschmerzen, Hautprobleme und Verdauungsstörungen auftreten, ebenso wie Hyperaktivität und Unkonzentriertheit bei Kindern. Sollten Sie in Ihrer Nahrung Allergene vermuten, streichen Sie von diesen Lebensmitteln eins nach dem anderen für 2 Wochen aus Ihrem Speiseplan. Die vorübergehende Abstinenz kann Ihnen wertvolle Erkenntnisse zur Verbesserung Ihrer Gesundheit und Ihres Wohlbefindens bringen.

Lebensmittel Wasser

Gesundheitspflege bedeutet auch, auf einen ausgeglichenen Wasserhaushalt zu achten. Schließlich besteht der menschliche Körper zu etwa 60 Prozent aus Wasser – bei einem Körpergewicht von 65 Kilogramm sind das ungefähr 39 Liter. Alle unsere Körperzellen enthalten Wasser und sind in Flüssigkeit eingebettet. Alle Stoffwechselvorgänge im Körper sind nur mit Wasser möglich, etwa die Umwandlung von Kohlenhydraten in Kraft und Wärme.

Weil der prozentuale Wasseranteil so wichtig ist, melden Rezeptoren in den großen Blutgefäßen, im Herzen und im Zwischenhirn frühzeitig einen Wassermangel. Haben Sie erst einmal richtig Durst, ist das bereits ein Zeichen für ein großes Wasserdefizit; ein trockener Mund ist ein Alarmsignal. Lassen Sie es erst gar nicht so weit kommen.

Die Mangelerscheinungen bei Wasserknappheit sind sehr vielfältig. Der Körper stellt – meist vorübergehend – solche Funktionen ein, für die der Wasservorrat nicht ausreicht. Besonders betroffen ist dabei das Gehirn mit seinen vielen Aufgaben. Es kommt nicht nur zu Konzentrationsstörungen, auch Botenstoffe für die Organsteuerung und Glückshormone können nicht mehr hergestellt werden. Flüssigkeitsmangel bedeutet außerdem: den verlangsamten Transport von Nährstoffen, die mangelnde Ausleitung von Schlackenstoffen sowie die Übersäuerung des Körpers. Bleiben die Giftstoffe im Körper, wächst die Gefahr von Immunschwäche, es können Allergien, chronische Müdigkeit, Herz-Kreislaufschwäche, Atembeschwerden, Hautleiden und Knorpelschäden an den Gelenken und der Wirbelsäule entstehen. Doch so belastend ein Flüssigkeitsmangel für die Gesundheit auch ist: In vielen Fällen lässt sich das Versäumte nachholen. Eine ausgeglichene Wasserbilanz kann sogar zu spürbaren Erfolgen bei chronischen Krankheiten führen.

TIPP

Wollen Sie die Qualität von Leitungswasser verbessern, füllen Sie es in einen Krug und geben Heilsteine dazu:

> Bergkristall wirkt schmerzlindernd, klärt und unterstützt die Reinigung von Blutgefäßen, Meridianen und chakras (Energiezentren am Körper)

> Rosenquarz fördert das verständnisvolle Gemüt

> Amethyst steigert die Konzentration.

GU-ERFOLGSTIPP

Schon bei 2 Prozent Wasserverlust reduziert sich die Körperleistung um gute 20 Prozent. Deshalb sollten Sie täglich rund 250 Milliliter pro 10 Kilogramm Körpergewicht trinken – Wasser, Kräuter- und Früchtetees, Frucht- und Gemüsesäfte (in Maßen), Saftschorle und Suppen. Wichtig: Getränke sollen nicht zu kalt sein, denn der Körper muss sie erst erwärmen, bevor das Wasser daraus von den empfindlichen Organen wie Herz und Gehirn aufgenommen wird. Bedenken Sie auch, dass der Genuss von Kaffee und Schwarztee durch die leicht wassertreibende Wirkung den Wasserpegel senkt.

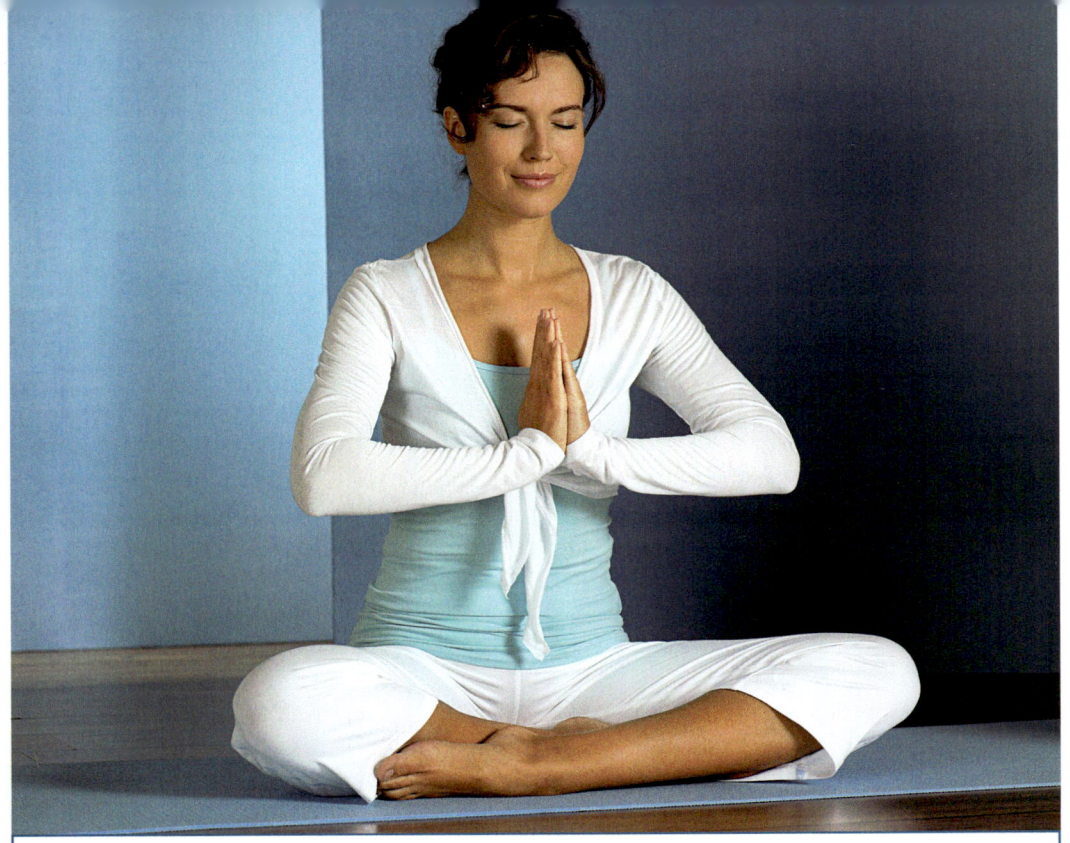

Wissenswertes
über die Yoga-Praxis

Dieses Buch wendet sich in erster Linie an Einsteiger: Sie werden in den Yoga eingeführt und mit seinen Zielen sowie vielen einfachen Übungen vertraut gemacht. Fotos, Anleitungen und ausführliche Hinweise können jedoch eine Lehrerin oder einen Lehrer nicht ersetzen. Besuchen Sie deshalb, vor allem wenn Sie sich im Yoga weiterentwickeln wollen, einen Kurs, in dem Ihre Haltung und Ihre Atmung kontrolliert werden. Auf diese Weise erhalten Sie wertvolle Anregungen für Ihren weiteren Yoga-Weg.

Über die asanas

Das Sanskrit-Wort »asana« bedeutete ursprünglich »bequemer, aufrechter Sitz«. Mit dem Entstehen des Hatha-Yoga hat das Wort jedoch zusätzliche Inhalte bekommen und ist zur Bezeichnung für alle Körperhaltungen und -übungen innerhalb des Hatha-Yoga geworden.

Jedes asana hat eine bestimmte Wirkung auf Körper und Seele. Ein abgerundetes Übungsprogramm beeinflusst deshalb den ganzen Menschen: jeden Muskel, jeden Nerv, jede Drüse, jede Körperzelle. Wer sich für die Asana-Praxis entscheidet, gewinnt darüber hinaus Überblick, Dynamik, Vitalität und Mut zu Veränderungen, aber auch ein größeres Maß an Stabilität, Belastbarkeit, Ruhe, Geduld und Gelassenheit.

Die einzelnen Übungsphasen

Asanas werden in vier Phasen ausgeführt. Beachten Sie dabei in jeder Übung die Anleitungen besonders sorgfältig, die Sie auf die Ein- und Ausatmung aufmerksam machen.

1. Phase: Einnehmen der Ausgangshaltung

2. Phase: Hinführen des Körpers in die persönliche Endhaltung (abhängig von der individuellen Konstitution)

3. Phase: Verweilen in der persönlichen Übungshaltung. Wie lang diese Phase andauert, hängt einerseits von Ihrer Beweglichkeit, Ihrer Körperkraft und Ihrer Atmung ab, andererseits auch davon, ob Sie eher ein Erd- oder Lufttyp sind (siehe Kasten Seite 30 f.). 10 bis 12 Sekunden sollten Sie am Anfang Ihrer Übungspraxis nicht überschreiten.

4. Phase: Zurückführen des Körpers in die Ausgangshaltung.

Je nachdem, ob Sie ein Erd- oder ein Lufttyp sind, können Sie die asanas dynamisch oder statisch ausführen. Auf diese Weise lassen sich mögliche Schwächen in Ihrer Persönlichkeit ausgleichen. Mehr dazu lesen Sie auf der nächsten Seite.

WICHTIG

Beginnen Sie vorsichtig und üben Sie immer in Ihrem eigenen Rhythmus. Führen Sie die asanas außerdem im Rahmen Ihrer Beweglichkeit aus. Achten Sie auf Warnsignale Ihres Körpers wie Unwohlsein oder andere Beschwerden. Sollten Sie bei einer Übung Schmerzen haben, gehen Sie in die Ausgangshaltung zurück, legen sich entspannt hin und atmen ruhig und gleichmäßig.

Eigenschaften der asanas

Nach Patanjali soll ein asana fest, leicht und bequem sein, um seine volle Wirkung entfalten zu können.

Festigkeit der asanas

Jedes asana soll auf einer festen Basis ruhen. Das bedeutet, die Haltung, aus der sich die Bewegung entwickelt, muss ebenso fest sein wie der Weg von der Ausgangshaltung zu Ihrer persönlichen Endhaltung und wieder zurück. Sind Sie ein Erdtyp (siehe Kasten), sollten Sie die Festigkeit durch Dynamik auflockern und aktivieren. Sind Sie ein Lufttyp, ist es sinnvoll, die Dynamik durch Statik zu stabilisieren.

Leichtigkeit der asanas

Leichtigkeit ist der Mittelweg zwischen Erstarrung und Auflösung. Sie finden schneller zur Leichtigkeit, wenn Sie das asana Ihrer Wahl zunächst in der Vorstellung ausführen.

> Nehmen Sie die Ausgangshaltung ein, und führen Sie die Übung mit geschlossenen Augen im Geiste aus, ohne den Körper zu bewegen. Beobachten Sie dabei genau, wie sich Atem-

---

POSITIV DENKEN

Jede unnötige Anspannung und jede Verspannung ist eine Verschwendung der eigenen Kräfte und eine Einschränkung der physischen und psychischen Beweglichkeit. Positive Bewusstseinshaltungen wie Selbstvertrauen, Heiterkeit, Sicherheit, Toleranz und Freude sollten deshalb jedes asana begleiten.

GU-ERFOLGSTIPP

Bestimmen Sie Ihren Typ durch eine kleine Selbstanalyse, um noch gezielter üben zu können. Prüfen Sie dazu, ob auf Sie eher die Eigenschaften des Erd- oder die des Lufttyps zutreffen.

> Eigenschaften des Erdtyps: starker Bodenkontakt, ruhig, ausdauernd, physisch und psychisch belastbar, beharrend, neigt zu Muskelverspannungen und -verhärtungen, voreingenommen, wenig phantasievoll, introvertiert, mutig, zuverlässig.
> Eigenschaften des Lufttyps: schwacher Bodenkontakt, dynamisch, anpassungsfähig, kreativ, phantasievoll, wenig Muskelkraft, physisch und psychisch sprunghaft, oberflächlich, wenig belastbar, extrovertiert, furchtsam.

rhythmus und Muskeltonus verändern. Diese Erfahrung ist die Grundlage für Selbstkontrolle und erfolgreiche Korrektur. Sie zeigt aber auch, wie stark der Körper übertreibt. Denn der Körper neigt dazu, wesentlich mehr Kraft zu investieren als erforderlich, und behindert damit die Atmung.

> Führen Sie das asana anschließend körperlich durch – mit der Erfahrung aus der imaginären Übung.

Bequemlichkeit der asanas

Zu Beginn Ihrer Übungspraxis werden Sie manche Übungshaltung alles andere als bequem finden – das ist völlig normal. Vielleicht werden Sie einige Bewegungen in den asanas auch gar nicht oder nur unvollkommen ausführen können, weil Sie noch nicht beweglich genug sind. Keine Sorge: Durch regelmäßiges Üben wird diese Steifheit gelöst und die Beweglichkeit langfristig wieder hergestellt – oder verbessert. Jedes Stückchen mehr an Beweglichkeit ist Ihr ganz persönlicher Erfolg. Es ist dabei wohltuend zu wissen, dass jeder Verbesserung der körperlichen Beweglichkeit eine Verbesserung der gedanklichen und emotionalen Beweglichkeit vorausgeht – und im Gegenzug diese auch bewirkt.

GANZHEITLICHE METHODE
Yoga harmonisiert den Menschen von seinen feineren Persönlichkeitsbereichen zu den gröberen – und umgekehrt.

Auflösung:

> Sind Sie ein Erdtyp? Dann führen Sie die asanas in der dynamischen Form aus. Das löst Verhärtungen und macht Sie rasch wieder geschmeidg.
> Sind Sie ein Lufttyp, ist die statische Form für Sie besser geeignet. Denn dadurch entwickeln Sie Geduld, Ausdauer, Ruhe und Körperkraft.
> Haben Sie sich in beiden Beschreibungen wiedererkannt, sind also sowohl Erd- als auch Lufttyp? In diesem Fall wechseln Sie in der Yoga-Praxis immer wieder einmal zwischen der dynamischen und der statischen Form.

Richtig üben

Für die Übungen in diesem Buch brauchen Sie keine besondere Ausrüstung – Sie können also ohne viel Aufwand gleich anfangen. Es gibt jedoch ein paar grundlegende Empfehlungen, die Ihnen das Üben und Entspannen erleichtern – und so dafür sorgen, dass Yoga schon bald zu einem festen (und wichtigen) Bestandteil Ihres Lebens wird.

Was Sie zum Üben brauchen

Für die Übungen im Sitzen und Liegen benötigen Sie eine Yoga-Matte oder eine große, weiche Decke. Falten Sie diese so zusammen, dass Sie sich mit dem ganzen Körper darauflegen können. Bei den Übungen im Stehen muss die Unterlage, auf der Sie üben, möglichst rutschfest sein. Denn Sie brauchen einen festen, sicheren Stand. Legen Sie sich zusätzlich ein Kissen und eine Decke bereit, die Sie bei Bedarf als Hilfsmittel verwenden.

Tragen Sie zum Üben weite, bequeme Kleidung. Wenn Sie sich nicht extra umziehen wollen, lösen Sie Gürtel, Krawatte, Rock- oder Hosenbund. Legen Sie Schmuck, Uhr und Brille ab. Ziehen Sie die Schuhe aus und üben Sie barfuß oder mit Strümpfen.

WICHTIG

Yoga ist der Weg von der eingeschränkten zur natürlichen Beweglichkeit. Wird der Körper dabei aus Ungeduld oder Unachtsamkeit überfordert, können Schädigungen in Form von Überdehnungen, Zerrungen oder Verdrehungen auftreten – ein Zeichen dafür, dass der Kopf mehr will, als der Körper leisten kann. Gelingt es Ihnen, auf dem Weg der Mitte zu bleiben, werden sich im Laufe der Zeit Festigkeit, Leichtigkeit und Bequemlichkeit in der Übungshaltung einstellen – und Yoga entfaltet seine ganze Kraft.

Zeit zum Üben

Lesen Sie sich die Übungsanleitungen aufmerksam durch, bevor Sie mit dem Üben beginnen. Nehmen Sie sich dann ausreichend Zeit und haben Sie Geduld mit sich selbst. Absolvieren Sie Ihr Programm täglich. Es ist besser, jeden Tag 20 Minuten zu üben als zweimal in der Woche eine Stunde. Variieren Sie zudem Ihr Übungsprogramm am Anfang nicht zu häufig.

Üben Sie stets mit leerem Magen, beispielsweise morgens vor dem Frühstück. Das frühe Üben hat zwar den Nachteil, dass Sie noch nicht so beweglich sind, aber den Vorteil, dass Sie sich anschließend frisch und munter fühlen und den Ereignissen des Tages voller Energie entgegensehen können. Wenn Sie lieber mittags oder am Abend üben wollen, nehmen Sie zwei Stunden vor dem Yoga die letzte (leichte) Mahlzeit zu sich. Das ist wichtig, da bei einigen Übungen der Bauchraum verkleinert wird und dadurch die Verdauungsorgane zusammengedrückt werden.

Haben Sie Geduld

Wenn Sie täglich üben, spüren Sie bereits nach ein paar Wochen die positive Wirkung des Yoga. Das erscheint Ihnen zu lange? Vergessen Sie nicht, dass auch Stress nicht über Nacht entsteht – genauso wie viele körperliche Beschwerden die Folge (jahre-)langer Unachtsamkeit gegenüber sich selbst sind.

So gestalten Sie Ihren Yoga-Platz

Üben Sie in einem ausreichend großen, gut gelüfteten Raum. Achten Sie darauf, dass er angenehm temperiert ist. Sie sollen sich während des Übens warm und behaglich fühlen. Im Freien zu üben ist nur dann ratsam, wenn Sie einen wirklich ruhigen Platz finden. Lassen Sie sich durch nichts ablenken: Schalten Sie Telefon, Handy und Türklingel ab, verzichten Sie auf Musik und sorgen Sie für eine angenehme, ungestörte Atmosphäre.

Yoga im Kurs

Gönnen Sie sich von Zeit zu Zeit Unterricht bei einem ausgebildeten Yoga-Lehrer oder einer -Lehrerin. Das Üben in der Gruppe bereitet nicht nur sehr viel Freude, ein Lehrer hilft Ihnen auch bei allen Fragen rund um Yoga. Zudem kann er korrigierend eingreifen, wenn sich beim Üben Fehler einschleichen.

WORAUF SIE BESONDERS ACHTEN SOLLTEN

Mit Yoga können Sie jederzeit und mit jedem Alter beginnen. Eine angepasste, intelligente Yoga-Praxis verzichtet auf Leistungsdenken. Auch wenn auf den Fotos in diesem Buch Idealhaltungen abgebildet sind: Gehen Sie beim Üben zu Ihrer persönlichen Endhaltung, denn Ihr Wohlbefinden ist wichtiger als eine Überforderung.

> Falls Sie gesundheitliche Probleme haben, beachten Sie im Praxisteil die Hinweise »So wirkt die Übung« und »Nicht üben bei«.

> Sehr einfühltes, behutsames und vorsichtiges Üben ist besonders wichtig bei extremem Blutdruck, bei Kreislaufschwankungen, nach einer Krankheit, während der Monatsblutung, in der Schwangerschaft oder wenn Sie sich aus irgendeinem Grund unwohl fühlen.

> Überhaupt nicht üben sollten Sie bei Schwindel, während akuter Krankheiten, bei Infektionen und Schmerzen. Sind Sie unsicher, ob Yoga für Sie geeignet ist oder ob Sie eine bestimmte Übung ausführen dürfen, sprechen Sie mit Ihrem Therapeuten.

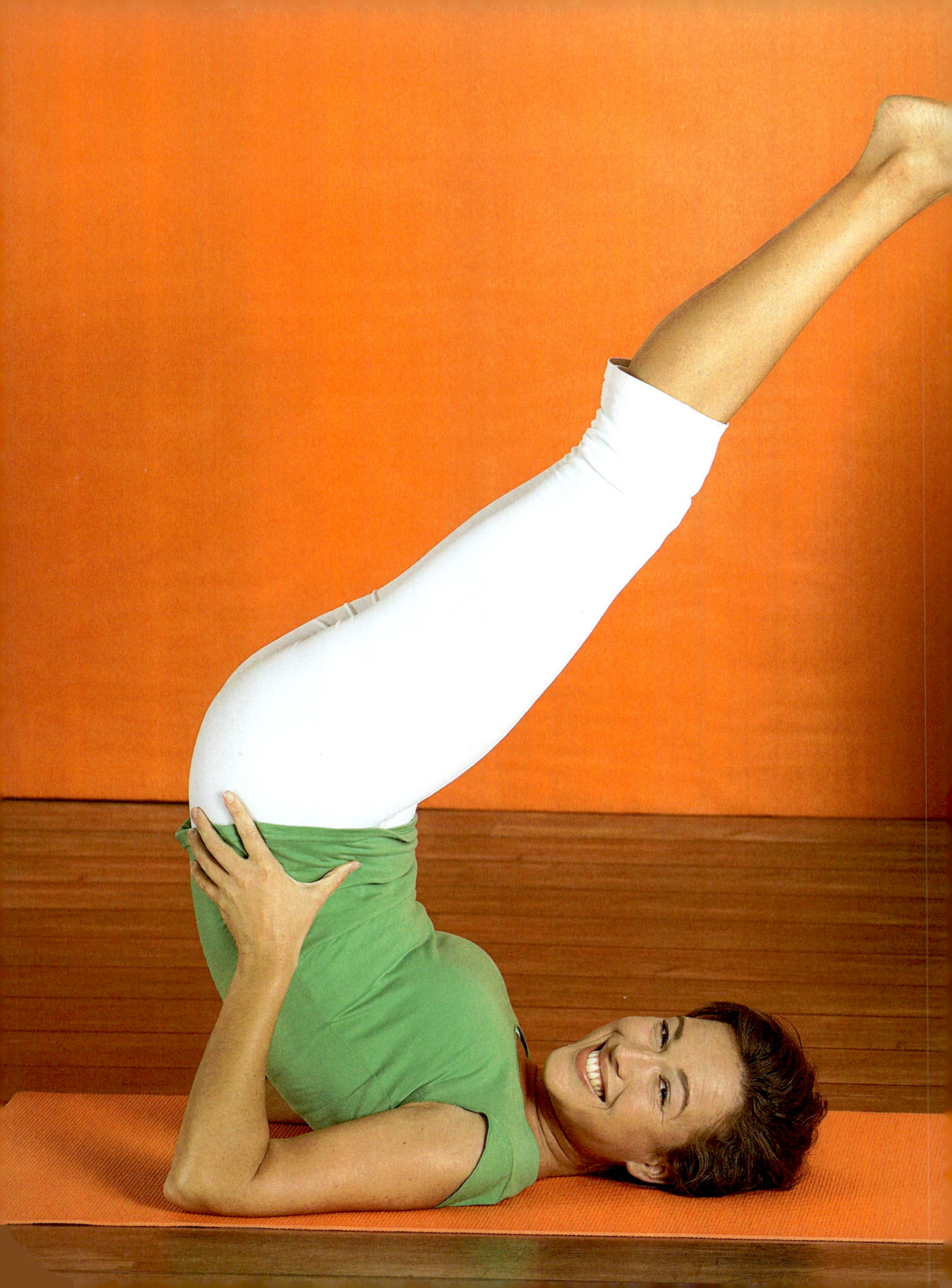

GRUNDLEGENDE ÜBUNGEN

Der Yoga-Weg der kleinen Schritte beginnt mit einem
10-stufigen Programm, bei dem Sie erste Erfahrungen
mit den grundlegenden asanas machen.

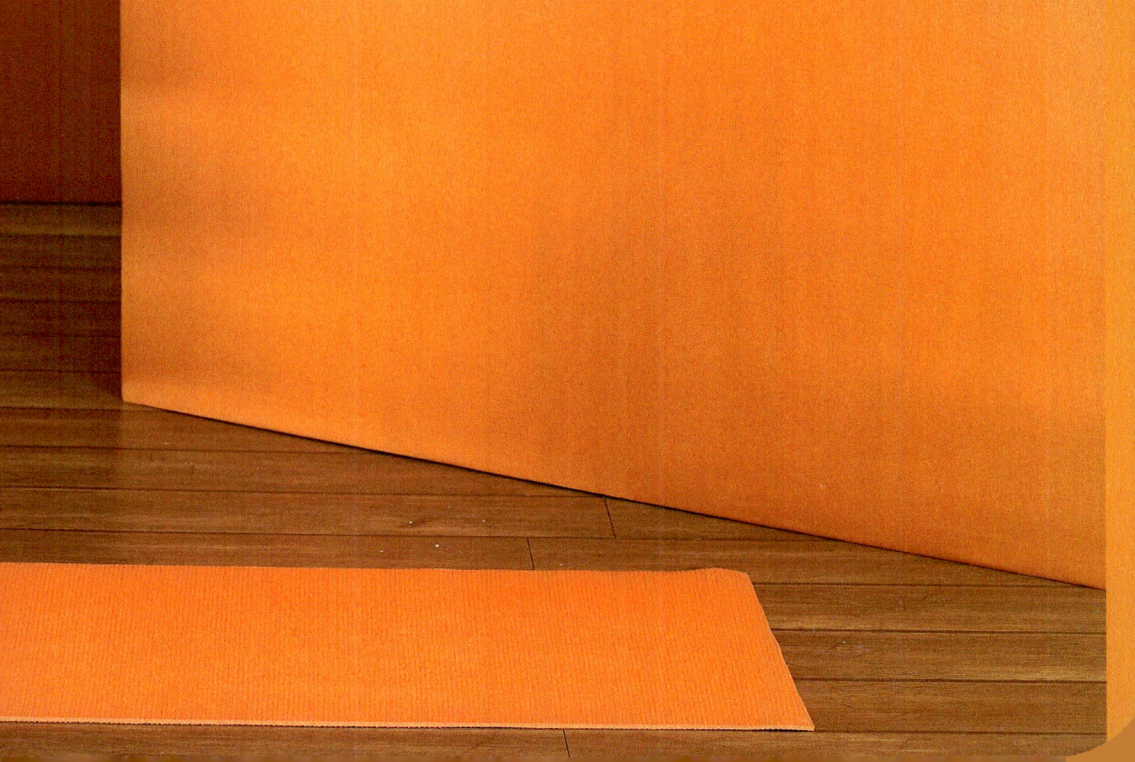

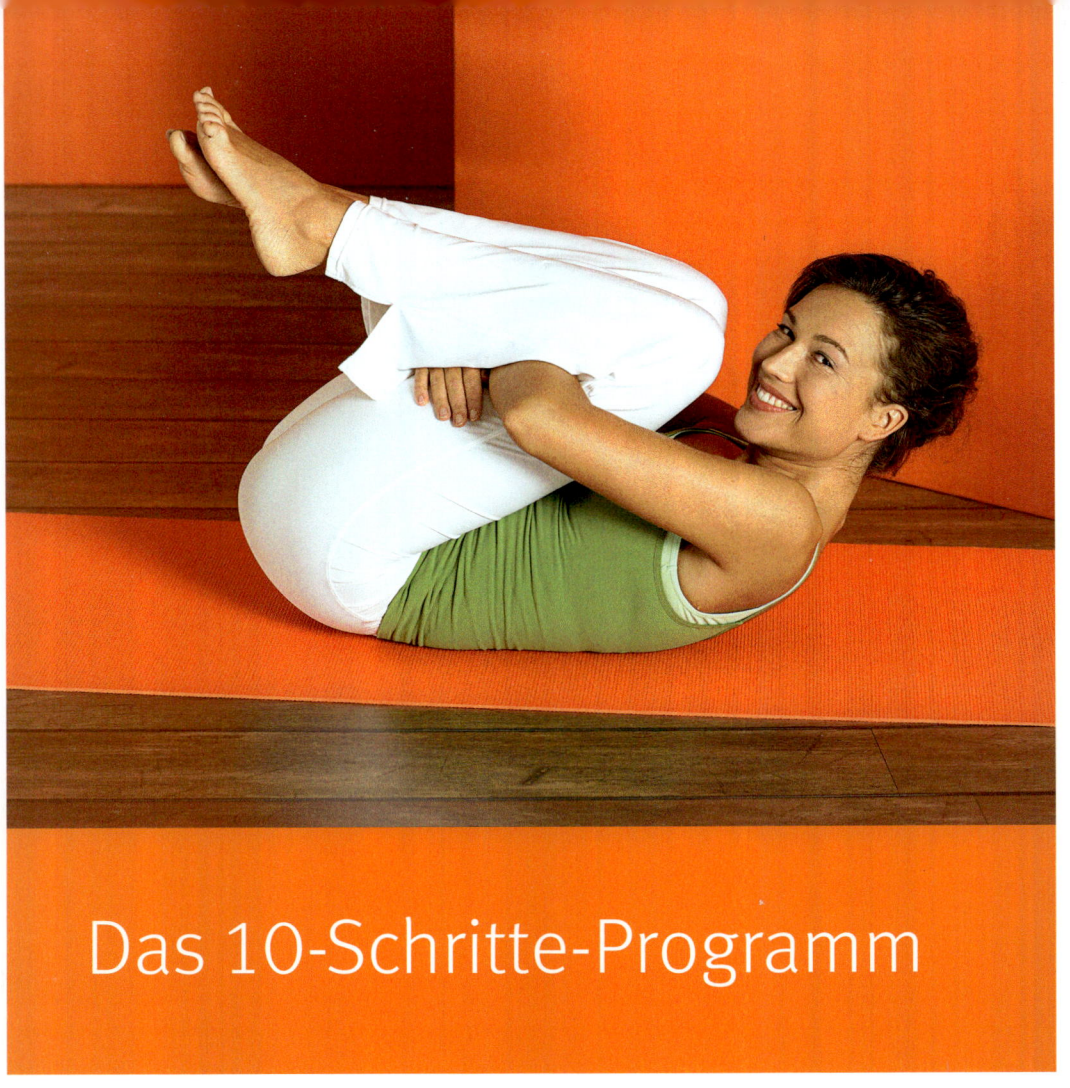

Das 10-Schritte-Programm

Die in den folgenden 10 Schritten beschriebenen Yoga-Übungen erleichtern es Ihnen, die Vorgänge in Ihrem Körper zu erspüren und zu erleben. Sie helfen Ihnen dabei, die eigene Persönlichkeit bewusster wahrzunehmen und so das Mensch-Sein besser zu erfahren. Mit Hilfe leicht auszuführender asanas lernen Sie in jedem der zehn Schritte einen zentralen Bereich der Yoga-Praxis kennen (beispielsweise das Gleichgewicht, die Dehnung, die Atmung oder die Kraftlenkung).

Jeder der beschriebenen Schritte stellt für sich genommen bereits ein kleines Übungsprogramm dar. Und da mit dem Üben die Wahrnehmung immer bewusster wird, ist es sinnvoll, sich jedem Schritt drei bis vier Tage etwa 20 bis 30 Minuten zu widmen, ehe Sie zum nächsten übergehen. Machen Sie sich dabei zuerst einmal mit der Durchführung und dem Ablauf der jeweiligen Übungen vertraut. Erspüren Sie dann, welche Impulse und Wirkungen damit verbunden sind. Dieser systematische Aufbau führt Sie ganz allmählich und Schritt für Schritt zu neuen Yoga- und Lebenserfahrungen.

Sobald Sie mit den Übungen der zehn Schritte Erfahrung gesammelt haben, können Sie sich ein eigenes Programm zusammenstellen (siehe auch Seite 81). Oder Sie halten sich einfach an die ausgewählten Programmvorschläge auf dem beiliegenden Folder: Dort finden Sie neben den besten Übungen für Rücken, Wirbelsäule, Schultern und andere Körperpartien Vorschläge, wie Sie vital in den Tag starten, diesen entspannt ausklingen lassen oder Atem, Konzentration und Kraft lenken.

ANLEITUNG ZUM ÜBEN

> Bevor Sie mit den Übungen beginnen, entspannen Sie sich ein paar Minuten: Legen Sie sich auf Ihre Unterlage. Spüren Sie den Kontakt zum Boden und wie Sie von der Erde getragen werden. Beobachten Sie Ihren Atem. Lassen Sie alle Anspannungen los und erleben Sie, wie Körper, Gefühle und Gedanken zur Ruhe kommen.

> Beginnen Sie nun mit Schritt 1 aus dem 10-Schritte-Programm und führen Sie die Übungen durch.

> Wenn es Ihnen gut tut, können Sie nach jeder Übung eine Entspannungsminute einlegen.

> Beachten Sie bei den Übungen die Hinweise auf entsprechende Ausgleichshaltungen.

> Und weil es so wichtig ist, noch einmal die Bitte: Überfordern Sie sich nicht. Gehen Sie den Weg der kleinen Schritte. Nur er führt zum Erfolg.

> Zum Abschluss Ihrer täglichen Yoga-Praxis sollten Sie stets entspannen. Legen Sie sich dazu noch einmal einige Minuten auf Ihre Unterlage, damit sich die Wirkungen der asanas entfalten. Lassen Sie den Atem zur Ruhe kommen und durchspüren Sie den ganzen Körper.

1. Schritt: Das Gleichgewicht

Das Gleichgewicht ist ein zentraler Bestandteil der Yoga-Praxis. Die Verbindung zum Boden, zur Erde schenkt Vertrauen, Sicherheit und Stabilität. Das Erleben der eigenen Haltung beim Üben verbessert die Grob- und Feinmotorik, das Zusammenspiel von Muskeln, Sehnen, Bändern, Gelenken und Knochen. Die körperliche Erfahrung des Gleichgewichts wirkt sich zudem auch auf unser Fühlen und Denken aus.

DIE ÜBUNGSNAMEN
Zu vielen asanas finden Sie neben dem deutschen Namen auch die Sanskritbezeichnung in Klammern.

Aufrechter Stand (tadasana)

Tadasana (tada = Berg) ist eine Haltung, in der Sie fest und aufrecht stehen. Sie ist die Grundhaltung für alle asanas, die sich aus dem Stand entwickeln.

So wirkt die Übung: Tadasana entlastet die Wirbelsäule, Gelenke, Muskeln und Sehnen. Sie lindert oder verhindert gesundheitliche Schäden, die auf Fehlhaltungen beispielsweise der Schultern und des Rückens zurückzuführen sind. Wer den Boden unter beiden Füßen bewusst spürt, gewinnt Selbstvertrauen, Kraft und Mut.

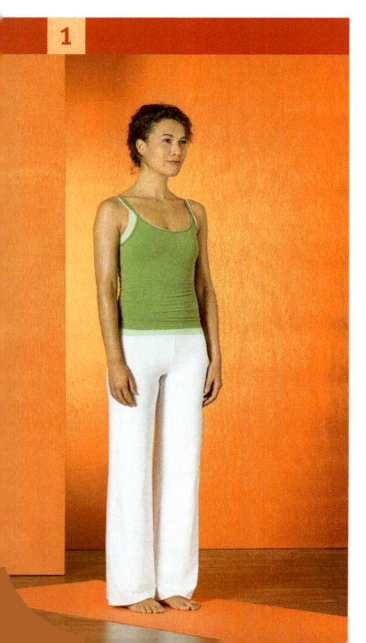

> Stehen Sie aufrecht, die Füße parallel nebeneinander. Verteilen Sie das Körpergewicht gleichmäßig auf beide Fersen und die Ballen der großen und kleinen Zehen.

> Ziehen Sie die Kniescheiben leicht nach oben, indem Sie die Oberschenkelmuskeln etwas anspannen.

1 > Richten Sie den Rücken gerade (ohne Hohlkreuz) auf. Tasten Sie mit dem Brustbein nach vorn oben und lassen Sie gleichzeitig die Schultern nach hinten unten sinken.

> Dehnen Sie Nacken und Hals und spüren Sie mit dem Scheitelpunkt des Kopfs in den Raum über sich. Atmen Sie dabei ruhig und gleichmäßig.

Pendel

So wirkt die Übung: Diese Übung verbessert die Durchblutung von Kopf und Oberkörper, sie löst Verspannungen in den Schultern und korrigiert die Haltung.

> › Nehmen Sie den Aufrechten Stand ein (siehe links). Stellen Sie die Füße etwa 30 Zentimeter auseinander und legen Sie die linke Hand in die Taille.

2 › Beugen Sie mit der Ausatmung den Oberkörper aus den Hüftgelenken in die Waagerechte. Schwingen Sie den rechten Arm vor den Beinen, ohne Kontrolle durch den Willen, wie ein Pendel hin und her. Atmen Sie dabei ruhig und gleichmäßig.

3 › Richten Sie mit einer Einatmung den Oberkörper auf. Führen Sie den rechten Arm nach oben und soweit wie möglich nach hinten. Dehnen Sie sich kräftig durch und lassen Sie den Arm wieder sinken.

> › Führen Sie die Übung dann mit dem linken Arm, anschließend mit beiden Armen aus.

> › Wiederholen Sie diesen Ablauf 2- bis 3-mal.

TIPP

Verwechseln Sie Yoga-Übungen nicht mit Gymnastik. Nur wenn sich Atmung, Konzentration und Bewegung zu einer Einheit verbinden, entsteht ein *asana*, eine Yoga-Übung. Legen Sie deshalb beim Üben besonderen Wert auf diese Balance.

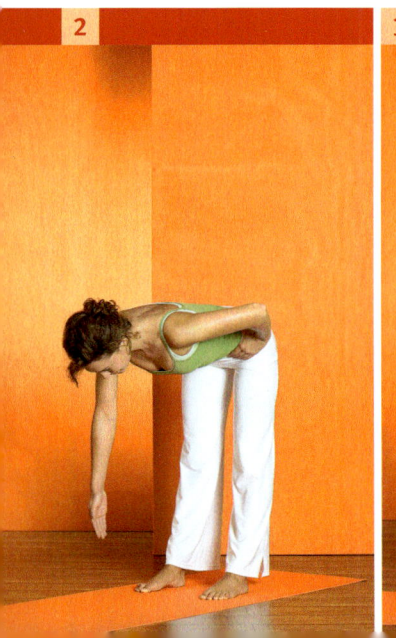

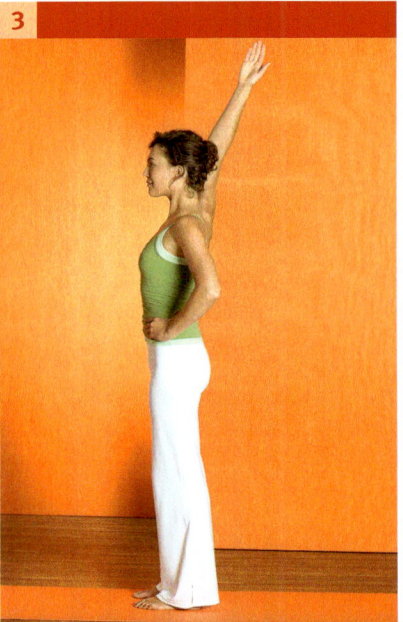

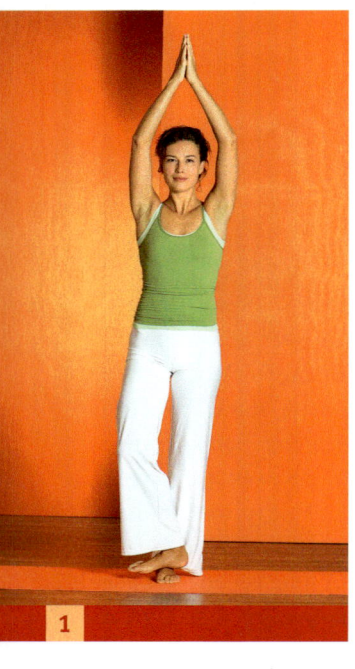

Baum 1 (vrksasana)

So wirkt die Übung: Regt die Atmung an und stärkt die Standfestigkeit, den Gleichgewichtssinn sowie die Konzentrationsfähigkeit.

> › Nehmen Sie den Aufrechten Stand ein (siehe Seite 38).

> › Verlagern Sie das Gewicht auf das linke Bein. Stabilisieren Sie dazu das linke Knie- und das Hüftgelenk durch Anspannen der Oberschenkel und schieben Sie das Becken nach links.

> › Legen Sie die rechte Fußsohle quer auf den Spann des linken Fußes (Ferse nach außen). Die Zehen berühren den Boden nicht.

1 › Legen Sie die Handflächen in Brusthöhe vor dem Oberkörper aneinander; die Fingerkuppen zeigen nach oben. Atmen Sie ein und strecken Sie dabei die Arme über den Kopf. Verweilen Sie 3 bis 4 Atemzüge in dieser Haltung.

> › Dehnen Sie den Oberkörper vom Becken aus. Ausatmend senken Sie die Arme und stellen die Füße nebeneinander.

> › Führen Sie die Übung im Wechsel auf jeder Seite 2- bis 3-mal aus.

Hockhaltung (utkasana)

Hockhaltung 1

So wirkt die Übung: Utkasana kräftigt Füße und Zehen, beugt Krampfadern vor, stärkt das Gleichgewicht und ist wohltuend bei Plattfüßen.

> › Nehmen Sie den Aufrechten Stand ein (siehe Seite 38). Stellen Sie die Füße 20 bis 30 Zentimeter auseinander. Atmen Sie während der ganzen Übung ruhig und gleichmäßig.

2 › Gehen Sie in die Hocke, das Gewicht ruht auf den Zehen.

3 › Verlagern Sie das Gewicht langsam und gleichmäßig auf die Fußsohlen. Lassen Sie das Gesäß so tief wie möglich sinken und legen Sie die Handflächen auf den Boden.

> › Verlagern Sie das Gewicht wieder auf die Zehen und richten Sie sich langsam auf.

> › Führen Sie die Übung je nach Erfahrung 3- bis 8-mal aus.

Hockhaltung 2

So wirkt die Übung: Diese Variante hat die gleiche Wirkung wie Hockhaltung 1 (siehe links).

Nicht üben bei: Schmerzen in den Kniegelenken

› Nehmen Sie den Aufrechten Stand ein (siehe Seite 38). Heben Sie mit einer Einatmung die gestreckten Arme waagerecht vor den Körper.

› Atmen Sie aus und gehen Sie mit geschlossenen Beinen in die Hocke. Die ganzen Fußsohlen stehen fest auf der Unterlage.

› Verlagern Sie mit der Einatmung das Gewicht auf die Zehen.

4 › Setzen Sie sich auf die Fersen und legen Sie die Hände auf die Knie. Bleiben Sie etwa 20 Sekunden in dieser Haltung. Atmen Sie dabei ruhig und gleichmäßig.

› Richten Sie sich in der umgekehrten Reihenfolge der Bewegungen wieder auf.

› Führen Sie die Übung 2- bis 3-mal aus.

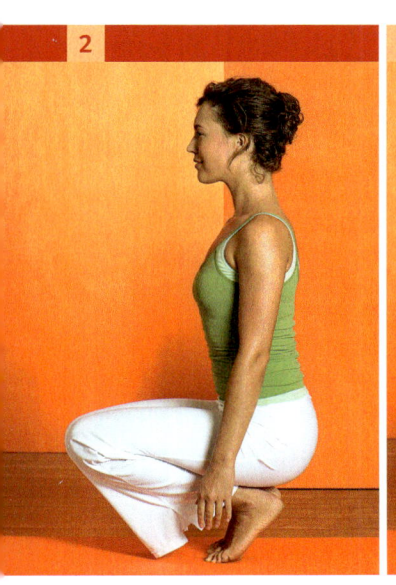
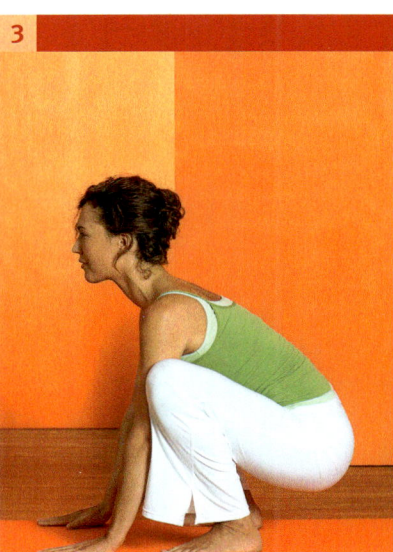
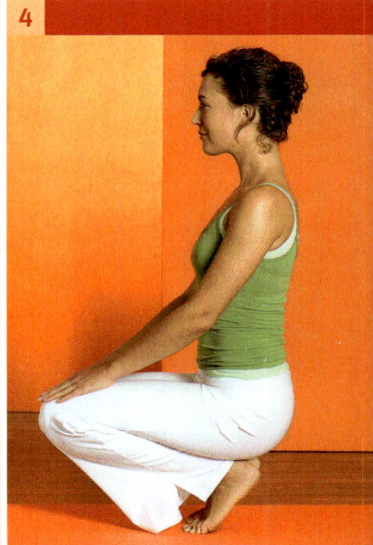

2. Schritt: Die aktive Dehnung

Die aktive Dehnung ist eine natürliche Fortsetzung der Streckung. Der Körper reguliert dabei selbst auf intelligente Weise in jeder Haltung und Bewegung den Muskeltonus. Voraussetzung dafür ist, dass Sie die Bewegung aktiv und bewusst mit Ihrer Vorstellung begleiten: Spüren Sie über den Körper hinaus, tasten Sie zum Beispiel über die Finger, Arme, Zehen, Füße oder den Scheitel in den Raum hinein und erweitern Sie so die Körpergrenzen.

Aus dieser Grundhaltung heraus gelingt jede Bewegung fließend, mit großer Leichtigkeit und genau dem dafür erforderlichen Kraftaufwand. Dies wiederum führt dazu, dass der Atem frei fließen kann und nicht stockt; wie es bei einer Streckung oft der Fall ist.

Die aktive Dehnung hilft Ihrem Körper, seine Elastizität und Beweglichkeit zu erhalten oder zurückzugewinnen. Sie erleben, wie die asanas die Atemräume weiten und jede Bewegung vom Atem getragen wird. Eine bewusst durchgeführte Übungspraxis, mit der Absicht über den Körper hinauszutasten, lässt Sie in jedem asana den tiefen Gehalt erleben, der in ihm verborgen ist.

Um das Prinzip der aktiven Dehnung zu erlernen und umzusetzen, sind die folgenden Übungen besonders gut geeignet.

KONTROLLIERTE MUSKELSPANNUNG

Jede Bewegung und Haltung in der aktiven Dehnung unterstützt die Kontrolle und Regulation des Muskeltonus (Spannung) durch sogenannte Muskel- und Sehnenspindeln. Diese kleinen intelligenten »Organe« in der Muskulatur sind ständig und in jeder Haltung aktiv, um die Genauigkeit und Schnelligkeit von Bewegungen zu erfassen. An sensiblen Körperstellen befinden sich besonders viele davon.

> Muskelspindeln reagieren auf rasche Dehnungen, messen die Muskellänge, warnen vor Überdehnungen und führen die Muskeln vom Arbeitstonus in den Ruhetonus.

> Sehnenspindeln sprechen auf lang andauernde starke Dehnungen an, messen die Anspannung und Kraft eines Muskels sowie die Stellung der Gelenke. Diese Informationen geben sie ständig an das Gehirn weiter, damit der natürliche Muskeltonus erreicht wird. Auch unser Empfinden von Ausgeglichenheit, Unbehagen oder Schmerz hängt damit zusammen.

Aktive Dehnung im Stand diagonal

So wirkt die Übung: Fördert das Zusammenspiel von Grob- und Feinmotorik, stärkt den Gleichgewichtssinn, löst Verspannungen und vertieft die natürliche Atmung im Alltag. Sie belebt die Kreativität, verbessert die Konzentrationsfähigkeit sowie die Kommunikation zwischen den beiden Gehirnhälften.

Nicht durchführen bei: Schulterschmerzen und Schwindel

> › Verlagern Sie im Aufrechten Stand (siehe Seite 38) das Körpergewicht auf den linken Fuß.

> › Führen Sie das rechte Bein zirka 50 bis 60 Zentimeter zur Seite, ohne dabei den Boden zu berühren.

> **1** › Heben Sie nun den linken Arm schräg nach oben und dehnen Sie Ihren Körper. Tasten Sie dabei über die rechte Ferse (oder die rechten Zehen) und die linken Fingerkuppen in den Raum hinein – aktiv gedehnt und natürlich atmend. Der rechte Arm liegt locker am Oberkörper. Bleiben Sie etwa 10 Sekunden in dieser Haltung und nehmen Sie dann die Dehnung wieder zurück.

> › Senken Sie den linken Arm und das rechte Bein, um wieder aufrecht zu stehen.

> › Wechseln Sie die Seiten.

> › Führen Sie diese Übung zu jeder Seite 3-mal durch.

TIPP

Führen Sie die Übung auch einmal im Liegen durch, um zu prüfen, welche Form besser zu Ihnen passt.

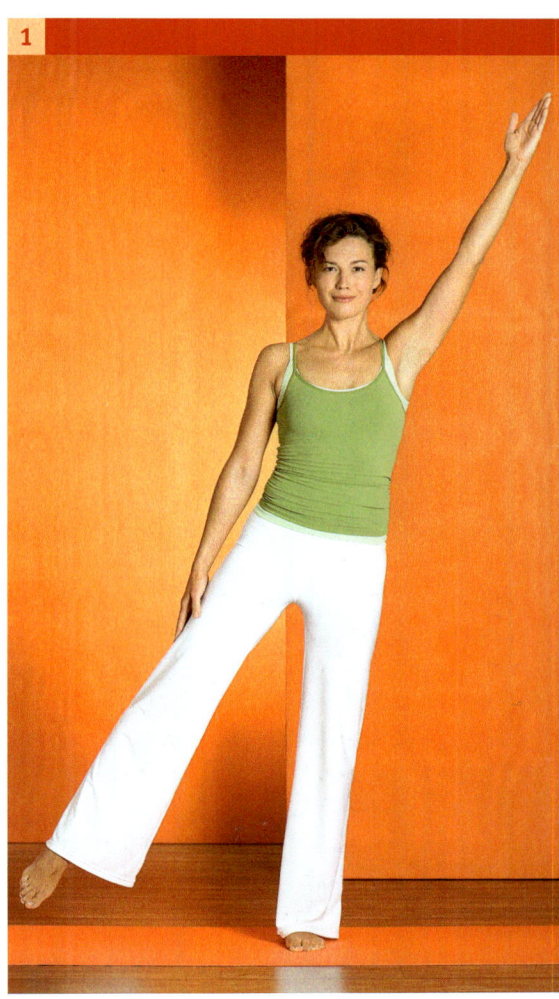

Andreaskreuz

Aus dieser Haltung heraus können Sie mehrere unterschiedliche aktive Dehnungen durchführen: Die Diagonaldehnungen (siehe Seite 43), die Dehnung der Beine und der unteren Körperhälfte, die Dehnung der Arme und der oberen Körperhälfte sowie die Dehnung des ganzen Körpers.

So wirkt die Übung: Das Andreaskreuz aktiviert die Lebenskräfte, belebt die Meridiane und die inneren Organe, löst Verspannungen, vertieft die natürliche Atmung im Alltag, stärkt den Rücken und regt die Durchblutung des Körpers an.

TIPP

Durch Ihren ruhigen, natürlichen und gleichmäßigen Atem unterstützen Sie die ganzheitlich belebende und entspannende Wirkung dieses asanas.

1 › Legen Sie sich auf den Rücken und nehmen Sie die gestreckten Beine so weit wie möglich auseinander. Die Arme liegen schräg nach oben auf der Unterlage, so dass der Abstand zwischen den Händen ungefähr genauso groß ist wie zwischen den Füßen. Der Körper gleicht nun etwa dem Buchstaben »X«.

› Entspannen Sie sich und erleben Sie die diagonalen Linien von der Ferse links zu den Fingerkuppen rechts und von der Ferse rechts zu den Fingerkuppen links.

› Leben Sie sich jetzt in die Leibmitte ein und dehnen Sie aktiv, frei atmend die untere Körperhälfte und die Beine in den Raum hinein. Nach jeweils einer kurzen Pause wiederholen Sie die Übung 2-mal.

› Leben Sie sich erneut in die Leibmitte ein. Dehnen Sie dann den Oberkörper und die Arme in die entgegengesetzte Richtung; auch 3-mal.

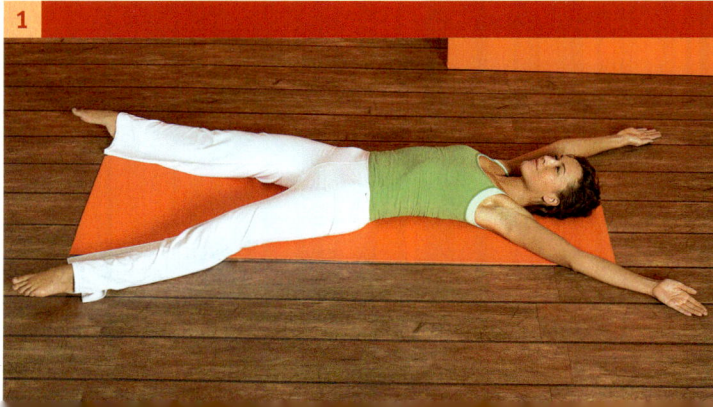

> Wenn Sie sich bei den vorangegangenen Übungsschritten wohl und sicher gefühlt haben, dehnen Sie sich zum Schluss gleichzeitig in beide Richtungen. Spüren Sie, wie belebend die aktive Dehnung im ganzen Körper wirkt?

> Führen Sie auch diese Übung 3-mal durch. Gönnen Sie sich anschließend eine kleine Entspannung.

3. Schritt: Die Sitzhaltungen

Die Sitzhaltung sollte ein stabiles Sitzen ermöglichen, damit der Atem und die Körperenergien frei strömen können. Der Kontakt zum Boden (auch durch die Sitzunterlage hindurch), die Wirbelsäule als tragendes Element und die aufrechte Haltung von Oberkörper und Kopf spielen dabei eine wesentliche Rolle. Wenn das Sitzen in einer Haltung zu anstrengend ist, wechseln Sie in eine andere Position.

Langsitz

Der Langsitz ist die Ausgangshaltung für viele asanas, die sich aus dem Sitzen entwickeln.

So wirkt die Übung: Der Langsitz entspannt die Muskeln von Becken, Rücken, Schultern und Nacken.

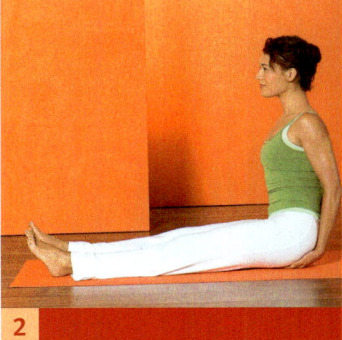

> Setzen Sie sich mit gestreckten Beinen auf Ihre Unterlage oder ein Sitzkissen.

2 > Legen Sie die linke Hand mit der Handfläche nach oben unter die linke Gesäßhälfte. Ziehen Sie nun die Hand nach hinten heraus. Dadurch wird das Becken aufgerichtet. Richten Sie auf die gleiche Weise auch die rechte Seite des Beckens auf. Verteilen Sie Ihr Gewicht gleichmäßig auf beide Gesäßhälften.

> Richten Sie Rücken und Brustkorb auf. Die Hände liegen neben dem Gesäß am Boden.

3 > Lassen Sie die Schultern nach hinten unten sinken. Dehnen Sie den Nacken und ziehen Sie das Kinn leicht an die Brust.

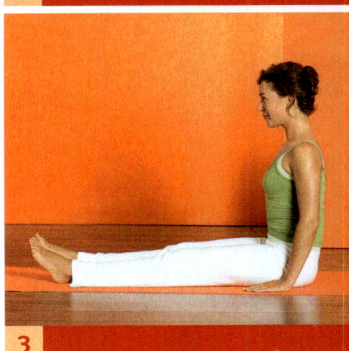

Angewinkeltes Bein heben

TIPP
Bei der hier beschriebenen statischen Übungsausführung steht die Dehnung im Vordergrund. Wünschen Sie mehr Beweglichkeit, ziehen Sie mit jeder Ausatmung das Bein an und bewegen es mit jeder Einatmung vom Körper weg.

So wirkt die Übung: Steigert die Beweglichkeit der Hüft- und Kniegelenke und stärkt die Muskeln des Beckenbodens. Dehnt an der Rückseite die Muskeln des unteren Rückens über das Gesäß bis zu den Oberschenkeln und an der Vorderseite die Muskeln der Oberschenkel über das Knie bis zu den Unterschenkeln.

> › Nehmen Sie den Langsitz ein (siehe Seite 45), stellen Sie einen Fuß auf und legen Sie beide Hände übereinander auf das Schienbein.

1 › Ziehen Sie mit der Ausatmung das angewinkelte linke Bein zum Körper. Der Oberschenkel nähert sich dem Oberkörper oder berührt ihn.

> › Bleiben Sie zunächst 2 bis 3 Atemzüge in dieser Haltung.

2 › Mit der Einatmung bewegen Sie dann das angewinkelte Bein vom Körper weg. Nach abermals 2 bis 3 Atemzügen in der Endhaltung ziehen Sie das Bein mit der Ausatmung wieder an.

> › Beenden Sie die Übung, indem Sie mit der Einatmung das Bein wieder auf der Unterlage aufstellen und es mit der Ausatmung weggleiten lassen.

> › Führen Sie die Bewegung mit jeder Seite 10- bis 12-mal durch.

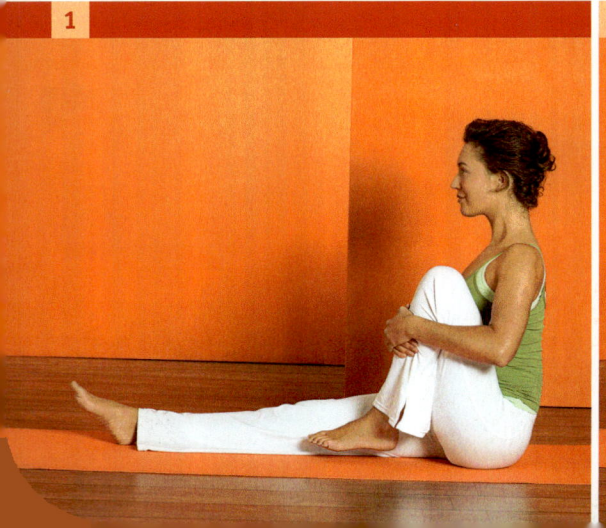
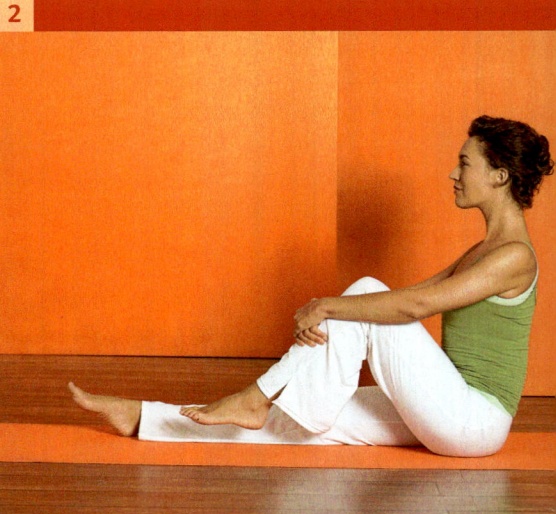

Strecksitz

So wirkt die Übung: Der Strecksitz dehnt die Muskeln des unteren Rückens, des Gesäßes und der Beine. Er gleicht ein Hohlkreuz aus und verbessert die Beweglichkeit der Hüftgelenke.

Nicht üben bei: Ischialgien, Bandscheiben- und Wirbelschäden im Bereich der Lendenwirbelsäule

Ausgleichshaltungen: Ausgleich in der Rückenlage (siehe Seite 72) oder Schulterbrücke (siehe Seite 73).

> › Nehmen Sie den Langsitz ein (siehe Seite 45).

3 › Winkeln Sie das linke Bein an. Der Fuß steht auf der Unterlage. Umfassen Sie den Unterschenkel mit beiden Händen.

4 › Atmen Sie aus. Strecken Sie das Bein durch und heben Sie es dann so hoch wie möglich vor Ihren Oberkörper. Verweilen Sie mit ruhigem und gleichmäßigem Atem etwa 10 Sekunden in dieser Haltung.

> › Stellen Sie mit einer Einatmung den Fuß auf die Unterlage und lassen das Bein mit der Ausatmung weggleiten, um – wieder im Langsitz – die Wirkung zu erleben.

> › Führen Sie die Übung im Wechsel auf jeder Seite 2- bis 3-mal aus.

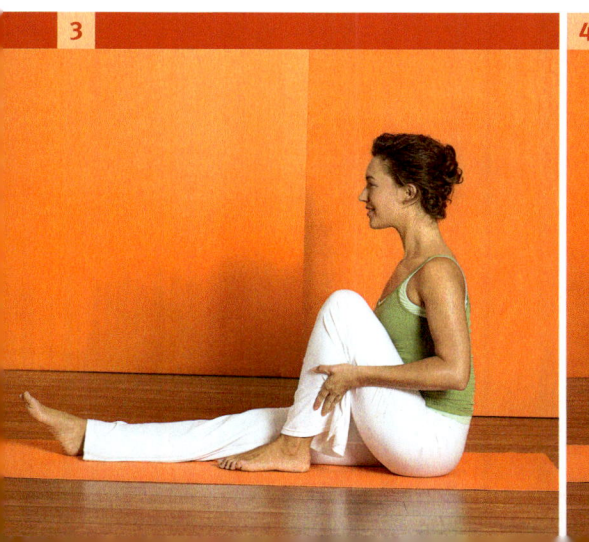
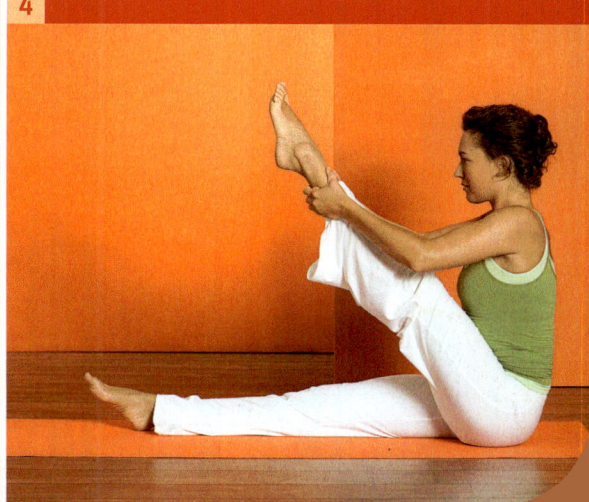

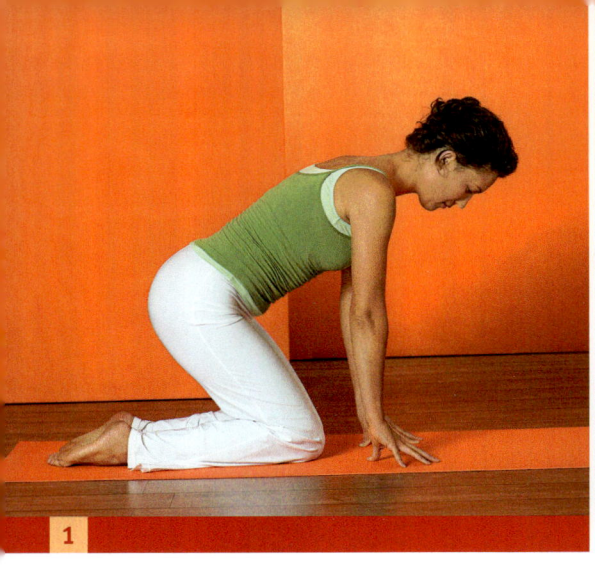
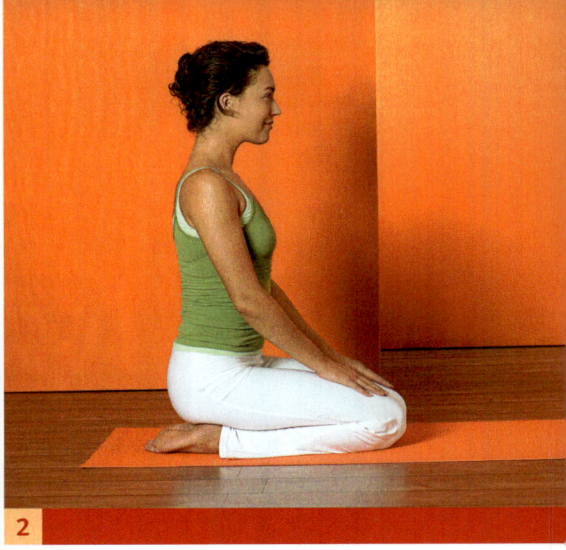

Fersensitz

Der Fersensitz ist die Ausgangshaltung für viele weitere asanas.

So wirkt die Übung: Kräftigt Füße und Beine, verbessert die Durchblutung der Bauch- und Beckenorgane

Nicht üben bei: Venenleiden und bei Verletzungen in den Knie- oder Fußgelenken

TIPP

Zur Erleichterung können Sie ein Kissen unter die Fußgelenke oder unter das Gesäß legen.

> Atmen Sie während der ganzen Übung locker und gleichmäßig.

> Knien Sie sich auf Ihre Unterlage. Die Fußrücken liegen am Boden. Lassen Sie die Fersen nach außen sinken.

1 > Beugen Sie sich nach vorn, stützen Sie sich mit den Fingerkuppen seitlich vor den Knien ab und verteilen Sie Ihr Gewicht auf Arme und Beine.

> Senken Sie das Gesäß. Setzen Sie sich in die Mulde, die von den Füßen gebildet wird. Wenn das Gesäß auf den Füßen festen Halt hat, legen Sie die Handflächen auf die Knie.

2 > Richten Sie Becken und Brustkorb auf, lassen Sie die Schultern locker nach hinten unten sinken und tasten Sie mit dem Scheitelpunkt des Kopfes nach oben.

> Führen Sie die Übung 2-mal aus.

Schneidersitz (sukhasana)

So wirkt die Übung: Sukhasana dehnt die Muskeln des Beckens, der Leistenbeugen und der Beine. Sie kräftigt den Rücken und bereitet auf andere Sitzhaltungen vor.

Nicht üben bei: Schmerzen in den Leistenbeugen, bei Leistenzerrungen und Leistenbruch

> › Atmen Sie während der ganzen Übung locker und gleichmäßig.

> › Nehmen Sie den Langsitz ein (siehe Seite 45).

> › Ziehen Sie zuerst die rechte Ferse an den Damm. Legen Sie dann die linke Ferse unter den rechten Unterschenkel.

3 › Legen Sie die Hände auf die Knie und konzentrieren Sie sich auf Ihre Haltung und Ihren Atem.

4 › Sie können auch die Handrücken auf die Knie legen; Daumen und Zeigefinger berühren sich. Diese Meditationsgeste – das jnana-mudra – vertieft die Konzentration (siehe Seite 120).

TIPP

Setzen Sie sich auf ein festes Kissen. Je näher die Knie zum Boden kommen, desto bequemer sitzen Sie.

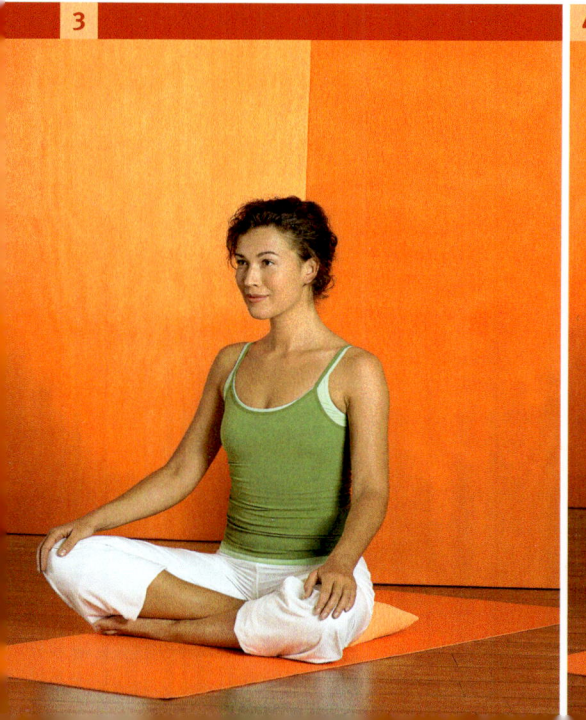

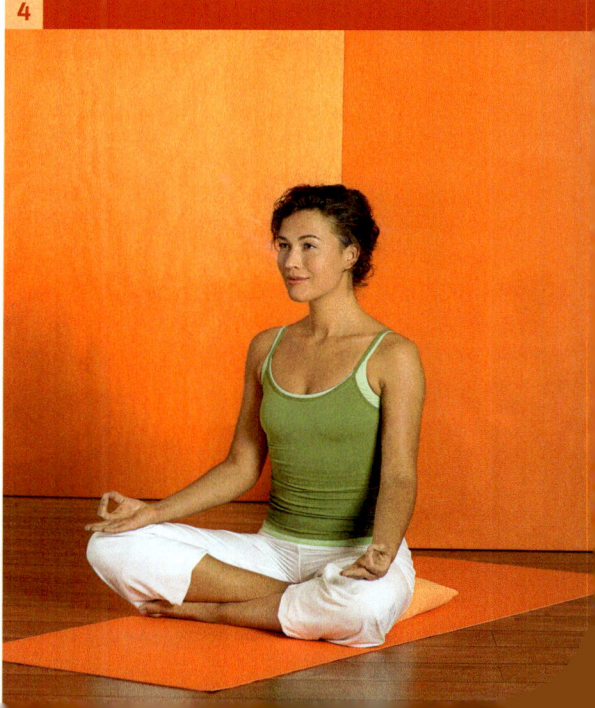

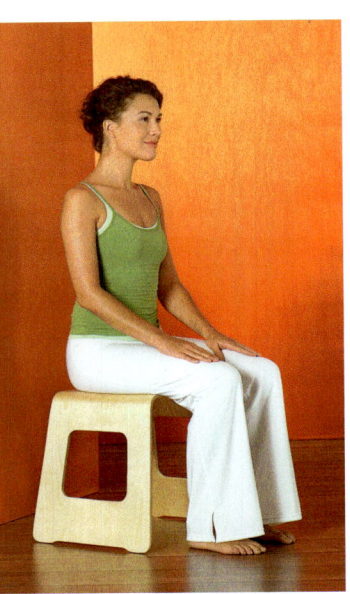

Führen Sie die Atemübungen für zwischendurch in einer aufrechten Sitzhaltung oder im Aufrechten Stand aus (siehe Seite 38). So kann der Atem ungehindert fließen.

4. Schritt: Der Atem ist Lebenskraft

Nur wenn wir tief und entspannt atmen, wird unser Körper ausreichend mit Sauerstoff versorgt. Deshalb ist die richtige oder natürliche Atmung ein wesentlicher Bestandteil der Yoga-Praxis.

Die Atemübungen machen Ihnen den Vorgang des Atmens deutlich bewusst, der zwar zum großen Teil automatisch abläuft, sich aber durchaus auch willentlich beeinflussen lässt. Sie helfen Ihnen, Ihren eigenen Atemrhythmus zu finden und eine eventuell bestehende Fehlatmung zu beheben.

Atemübungen für zwischendurch

Mit den folgenden einfachen Atemübungen können Sie Ihre Sauerstoff- und Prana-Aufnahme im Alltag verbessern und Ihre Konzentrationsfähigkeit steigern. So finden Sie auch in Stresssituationen schnell zu einem harmonischen Atemrhythmus zurück. Führen Sie die Übungen immer dann aus, wenn Sie abgespannt und müde, unkonzentriert oder nervös sind – im Büro, unterwegs oder zu Hause. Achten Sie darauf, dass Sie ungestört sind und Ihre Kleidung Sie nicht beengt. Die Übungen eignen sich auch als Vorbereitung für alle weiterführenden Atemübungen.

Gähnen

So wirkt die Übung: Bewusstes Gähnen entspannt die Rachen- und Gesichtsmuskeln, vertieft die Atmung, löst Verspannungen und unterstützt die Ausscheidung von Giftstoffen.

> Atmen Sie zunächst vorbereitend aus.

> Atmen Sie mit geöffnetem Mund langsam ein, weiten Sie den Rachenraum und lassen Sie den Unterkiefer entspannt sinken.

> Atmen Sie langsam gähnend aus. Entspannen Sie dabei die Rachenmuskeln. Schließen Sie danach weich den Mund.

> Wiederholen Sie das Gähnen einige Male. Dehnen und recken Sie sich dabei von den Zehen bis zu den Fingerspitzen und geben Sie verschiedene Laute von sich.

Lachen

So wirkt die Übung: Vertieft die Atmung, unterstützt die Ausscheidung von Giftstoffen und hebt die Stimmung.

> › Atmen Sie zunächst vorbereitend aus.
>
> › Atmen Sie nun langsam ein. Öffnen Sie leicht den Mund und sprechen Sie während der ganzen Ausatmung ohne Unterbrechung mehrmals »ha-ha-ha-ha«. Beugen Sie dabei den Oberkörper nach vorn, dadurch vertieft sich das Lachen.
>
> › Führen Sie die Übung 5- bis 6-mal aus.

Finger spreizen

So wirkt die Übung: Dehnt den Brustkorb und vertieft die Atmung.

> › Atmen Sie zunächst vorbereitend aus.
>
> › Spreizen Sie mit der Einatmung die Finger beider Hände weit auseinander. Mit der Ausatmung nehmen Sie die Bewegung wieder zurück.
>
> › Führen Sie die Übung 5- bis 6-mal aus.

GU-ERFOLGSTIPP

Nehmen Sie sich viel Zeit, um die Übungen in diesem Schritt kennenzulernen. Führen Sie auch nie alle beschriebenen Übungen an einem Tag durch. Nur so überfordern Sie sich nicht und können den Atem in seiner ganzen Tiefe erleben.

Den Atem spüren

So wirkt die Übung: Hilft, den Atem zu beobachten, ohne ihn zu beeinflussen, steigert die Konzentrationsfähigkeit und bereitet auf die Kraftlenkung vor (siehe 5. Schritt, Seite 58 ff.).

> › Atmen Sie vorbereitend aus.
>
> › Atmen Sie ein und spüren Sie den Luftstrom in Nase, Rachen, Luftröhre und Bronchien. Erleben Sie dabei ganz bewusst die Dehnung der Lunge.
>
> › Atmen Sie aus und spüren Sie, wie die Lunge wieder leer wird und der Luftstrom entweicht.

NACH INNEN HÖREN

Bleiben Sie auch bei den Atemübungen achtsam, horchen und spüren Sie in sich hinein. Sie werden erfahren, dass Sie Ihren Atem nicht nur während der Übungen positiv beeinflussen können. Auch im Alltag haben Sie einen ruhigen und »langen Atem« – gerade dann, wenn Sie »unter Druck stehen«. Im Laufe der Zeit werden sich dadurch Flexibilität , physische und psychische Tragfähigkeit verbessern.

Grundlegende Atemübungen

Die nun folgenden Yoga-Atemübungen helfen Ihnen zu erkennen, wie Sie im Augenblick atmen. Sie ermöglichen Ihnen zudem, den Atemvorgang in jeder natürlichen Weise zu beeinflussen. Schon nach kurzer Übungspraxis atmen Sie dadurch tiefer, ruhiger und gleichmäßiger. Sie finden zu jeder Situation den entsprechenden Atemrhythmus, der sich körperlichen und psychischen Gegebenheiten anpasst. Aus diesem Grund fühlen Sie sich wohler und gelassener.

WIRKUNG DES ATEMS
Jede Atemtechnik wirkt unterschiedlich auf das Wohlbefinden: Die Zwerchfellatmung beeinflusst den Körper, die Flankenatmung die Gefühle und die Obere Atmung die Gedanken.

Richtig Atmen, voll atmen

Richtig atmen heißt, alle natürlichen Atemräume in Anspruch zu nehmen. Bei der Vollatmung fließen die Zwerchfell-, Flanken- , Rücken- und Obere Atmung ohne Unterbrechung harmonisch ineinander. Nur so werden die Lungen völlig mit Sauerstoff gefüllt, und die Körperzellen optimal damit versorgt. Die im Körper angesammelten Schlackenstoffe verändern sich so, dass sie über die Ausscheidungsorgane abtransportiert werden können.

Die intensive Sauerstoffzufuhr durch die natürliche Atmung ist ein wichtiges Bindeglied zwischen Körper, Seele und Geist und gleichzeitig ein sanfter und zielstrebiger Vermittler zwischen ihnen. In der Praxis zeigt sich häufig, wie hilfreich Atemübungen bei der Beseitigung von psychosomatischen Beschwerden sein können. Schließlich wird auch unsere psychische Verfassung durch den natürlichen Atem stark beeinflusst. Und so lösen sich beispielsweise negative Gefühle und Gedanken durch die richtige Atemtechnik regelrecht in Luft auf.

Forschungen der letzten Jahrzehnte beweisen den Zusammenhang zwischen Atemrhythmus, Atemtiefe und Gehirntätigkeit. So können unterschiedliche Gehirnwellen erzeugt werden, die zum Beispiel besonders intensives Lernen ermöglichen. In der jahrtausendealten Technik der Meditation sinkt der Atemrhythmus auf etwa drei Atemzüge pro Minute. Bei völliger Wachheit entstehen im Gehirn die sogenannten Theta-Wellen, ein Zeichen tiefster Entspannung, die sonst nur im Tiefschlaf vorkommt.

Sorgfalt beim Üben

Nehmen Sie die Atemübungen sehr ernst und führen Sie die Teilatmungen so lange durch, bis sie wieder ganz natürlich geschehen. Erst wenn dies der Fall ist, lassen Sie Zwerchfell-, Flanken- und Obere Atmung ineinanderfließen. Hierfür ist die Vorstellungskraft (Imagination) eine große Hilfe, weil sie dem Atemstrom gedanklich den Weg bahnt. **Ein Beispiel:** Atmen Sie vorbereitend aus. Stellen Sie sich vor, wie beim Einatmen die Luft zuerst in die untersten, dann weiter in die seitlichen und zuletzt in die oberen Teile der Lungen strömt. Lassen Sie die Ausatmung geschehen, sie ist ein passiver Vorgang und soll in diesem Zusammenhang nicht beeinflusst werden.

GU-ERFOLGSTIPP

Atmen Sie immer durch die Nase ein und aus – sowohl tagsüber als auch in der Nacht. Wenn Sie durch den Mund atmen, gelangt trockene, ungereinigte, im Winter kalte Luft in den Atemtrakt. Dadurch verlieren Zahnfleisch, Kehlkopf und die Schleimhäute der Luftwege zuviel Feuchtigkeit. Infolgedessen sind sie Verunreinigungen und einer erhöhten Infektionsgefahr ausgesetzt. Sollten Sie schnarchen, fragen Sie Ihren Therapeuten, welches Naturheilmittel dagegen helfen kann. So vermeiden Sie nicht nur eine ungewollte Mundatmung, sondern auch lange Atempausen im Schlaf mit all ihren negativen Folgen.

Zwerchfellatmung

1 › Legen Sie – auf dem Rücken liegend – die rechte Hand auf den Brustkorb und die linke auf den Nabel.

› Atmen Sie vorbereitend aus.

› Atmen Sie ein. Lassen Sie die Luft tief in die Lunge strömen. Dabei senkt sich das Zwerchfell in den Bauchraum. Sie spüren, wie sich die Bauchdecke unter der linken Hand hebt. Drücken Sie – wenn nötig – mit der rechten Hand gegen den Brustkorb, damit er sich nicht weitet.

› Atmen Sie durch die Nase aus und drücken Sie dabei sanft auf die Bauchdecke.

› Atmen Sie etwa 12-mal aus und ein.

› Wechseln Sie die Handhaltung und führen Sie die Übung weitere 12-mal aus.

Flankenatmung

2 › Legen Sie – auf dem Rücken liegend – die Hände an die unteren Rippen und in die Taille.

› Atmen Sie vorbereitend aus.

› Atmen Sie ein. Stellen Sie sich dabei vor, dass der größte Teil der Atemluft zu den Flanken fließt. Der Brustkorb weitet sich, die Hände werden zur Seite gedrückt.

› Atmen Sie durch die Nase aus.

› Führen Sie je nach Erfahrung 6 bis 10 Flankenatmungen durch.

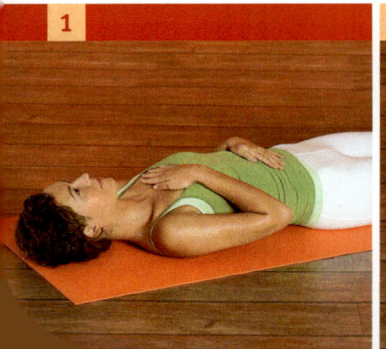
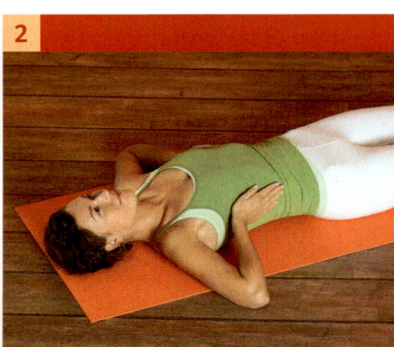
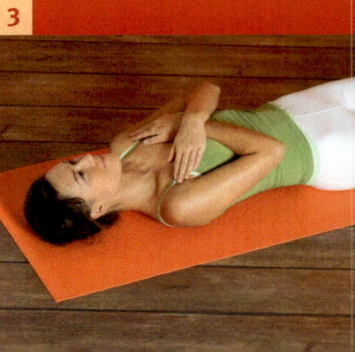

Obere Atmung

> Legen Sie sich auf den Rücken.

3 > Kreuzen Sie die Unterarme: Legen Sie die rechte Hand auf den linken oberen Brustkorb und das linke Schlüsselbein, die linke Hand auf den rechten oberen Brustkorb und das rechte Schlüsselbein.

> Atmen Sie vorbereitend aus.

> Atmen Sie ein. Stellen Sie sich bildlich vor, wie der größte Teil der Atemluft zu den Lungenspitzen fließt. Der Brustkorb dehnt sich, die Hände werden mitbewegt. Die Schultern dürfen sich dabei nicht nach oben bewegen.

> Atmen Sie durch die Nase aus und spüren Sie, wie der Oberkörper sich senkt.

> Beginnen Sie zunächst mit 6 Atmungen und erhöhen Sie die Zahl langsam auf 10.

Vollatmung

Die Vollatmung ist eine Verbindung von Zwerchfell-, Flanken- und Oberer Atmung. Sie ist die natürliche Atmung, die mit zunehmender Übungserfahrung eine Fehlatmung ersetzen wird.

> Legen Sie sich auf den Rücken und richten Sie Ihre ganze Vorstellungskraft auf die Vollatmung.

> Atmen Sie vorbereitend aus.

> Atmen Sie ein. Lassen Sie die einströmende Atemluft zunächst in den unteren Teil der Lunge strömen und dann immer weiter die Lungen füllen: Der Bauch hebt sich, die Flanken und der obere Brustkorb weiten sich.

> Atmen Sie aus und entspannen Sie dabei die Atemmuskeln.

> Beginnen Sie mit 6 Vollatmungen und erhöhen Sie stetig.

WICHTIG
Vermeiden Sie jede Anstrengung. Der Atem soll im Laufe des Übens immer tiefer, gleichmäßiger und länger werden.

Vokal-Atmung

TIPP

Führen Sie die Vokalatmung mit »e« und »i« nicht direkt vor dem Schlafengehen durch, denn sie wirken sehr aktivierend. Dagegen wirken »o« und »u« beruhigend, »a« ausgleichend.

So wirkt die Übung: Das Sprechen und Singen von Vokalen ist eine weitere Möglichkeit, die Ausatmung zu verlängern. Gleichzeitig entstehen Vibrationen mit entspannender Wirkung in unterschiedlichen Körperregionen. So beeinflusst das »u« den Beckenraum, das »o« die Leibmitte, das »a« den Brustraum, das »e« den Hals-/Nackenbereich, das »i« den Kopf.

> Setzen Sie sich auf einen Stuhl oder Ihre Unterlage und entspannen Sie den ganzen Körper.

> Sprechen und singen Sie die Vokale einzeln, während Sie ausatmen. Nehmen Sie gleichzeitig die Vibration im Körper wahr. Bilden Sie jede mögliche Kombination zu Ihrem Wohl und zu Ihrer Freude.

> Beginnen Sie zunächst mit 6 Atemzügen und erhöhen Sie die Zahl langsam auf 10.

> Sie können die Vollatmung unterstützen, indem Sie beim Ausatmen ineinanderfließend die Vokalreihe »u – o – a – e – i« sprechen und diesen Vorgang beim Einatmen in Gedanken wiederholen. So vibrieren und entspannen sich die Atemräume von unten nach oben, vom Becken bis zum Kopf.

Ha-Atmung

So wirkt die Übung: Die Ha-Atmung vertieft die Ausatmung, unterstützt die Ausscheidung von Kohlendioxid und gasförmigen Schlackenstoffen, regt den Kreislauf an und hilft gegen Müdigkeit.

Nicht üben bei: Gefahr der Netzhautablösung, zu hohem Augeninnendruck, bei Magenbeschwerden, einem Leberleiden und zu hohem Blutdruck

> Nehmen Sie den Aufrechten Stand ein (siehe Seite 38) und stellen Sie die Füße etwa 30 Zentimeter auseinander.

> Atmen Sie vorbereitend aus.

1 › Atmen Sie ein und heben Sie gleichzeitig die locker gestreckten Arme über die Seiten in die Senkrechte.

2 › Atmen Sie aus, lassen Sie den Oberkörper und die Arme entspannt nach vorn fallen. Stoßen Sie gleichzeitig ein deutlich hörbares »Ha« aus.

› Mit der Einatmung richten Sie den Oberkörper wieder auf und führen die Arme senkrecht nach oben.

› Führen Sie diese Übung 3-mal aus.

› Nach der dritten Ha-Atmung richten Sie mit der Einatmung den Oberkörper auf, führen die Arme senkrecht nach oben und lassen sie mit der Ausatmung vor dem Körper sinken.

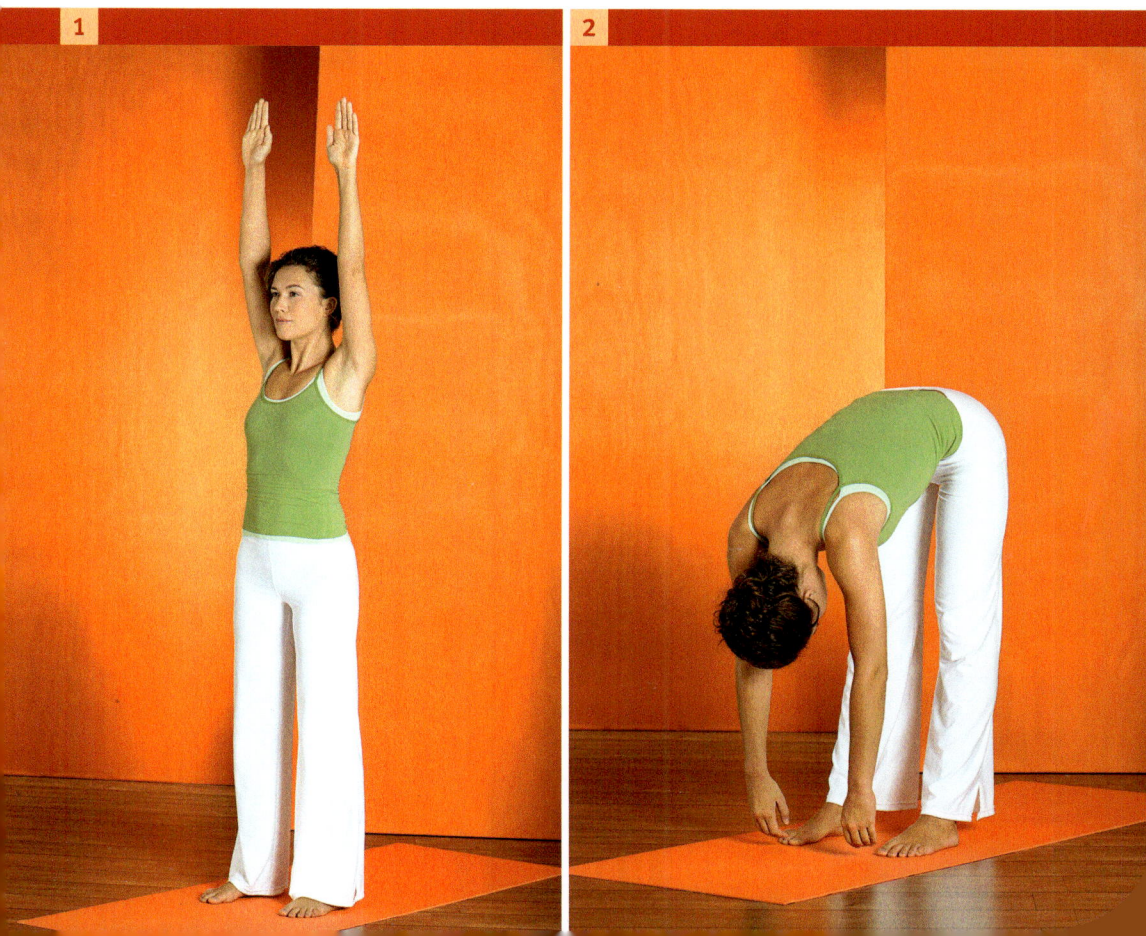

5. Schritt: Die Kraftlenkung

Die folgenden Übungen führen Sie in die Technik der Kraftlenkung ein - eine Fähigkeit, die Ihnen dabei hilft, verborgene Energien in Körper und Seele zu wecken. Das können zum Beispiel Harmonie oder Ruhe sein, ebenso wie Vitalität – je nach Ihrem aktuellen Bedürfnis.

Voraussetzung für die Wirksamkeit der Übungen zur Kraftlenkung: Sie müssen sich gut konzentrieren können und die Vollatmung beherrschen (siehe Seite 55).

Ich bin Ruhe

So wirkt die Übung: Durchströmt Körper, Gefühle und Gedanken mit Ruhe, gibt Gelassenheit und Selbstvertrauen.

KRAFT VON INNEN
Sie können sich mit der Übung »Ich bin Ruhe« auch auf Harmonie, Vitalität oder andere positive Kräfte einstellen.

> Nehmen Sie eine aufrechte Sitzhaltung ein und schließen Sie die Augen.

> Beobachten Sie Ihren Atem, ohne ihn zu beeinflussen. Wenn er gleichmäßig und frei fließt, beginnen Sie mit der folgenden Kraftlenkung.

> Verbinden Sie mit dem Atem die Formel: »Ich bin Ruhe«. Konzentrieren Sie sich mit der Einatmung auf »Ich bin« und mit der Ausatmung auf »Ruhe«.

> Führen Sie die Übung zunächst etwa 60 Sekunden lang aus und steigern Sie mit zunehmender Übungserfahrung.

Konzentration in den asanas

Konzentration ist die Fähigkeit, gleichzeitig mit Körper, Gefühlen und Gedanken an einer Übung beteiligt zu sein. Dadurch entsteht im Laufe des Übens eine spürbar größere Harmonie dieser Persönlichkeitsbereiche. Und harmonisches Handeln im asana wiederum erweitert das Bewusstsein: Es vertieft die Körperempfindung, gibt Hinweise auf gesundheitliche Störungen, weckt das Verständnis und das Gefühl für Bewegungsabläufe und führt so zu harmonischem Handeln im Alltag.

Held 1 (virabhadrasana)

So wirkt die Übung: Virabhadrasana erdet, stärkt die Muskeln des ganzen Körpers sowie die Hüft-, Knie-, Fuß- und Schultergelenke. Sie verbessert den Gleichgewichtssinn und die Kondition.

> Nehmen Sie den Aufrechten Stand ein (siehe Seite 38) und atmen Sie während der ganzen Übung ruhig und gleichmäßig.

> Führen Sie mit dem rechten Bein einen großen Schritt nach vorn durch, rund 20 Zentimeter nach rechts versetzt.

1 > Um stabiler zu stehen, drehen Sie den linken Fuß etwas nach außen.

2 > Schieben Sie das rechte Knie nach vorn und heben Sie gleichzeitig beide Arme so, dass der rechte Arm nach vorn und der linke nach hinten zeigt. Beide Arme sollten in einer Linie sein. Das Brustbein ist nach vorn ausgerichtet, das linke Bein gestreckt.

> Bleiben Sie etwa 20 Sekunden in dieser Haltung und richten Sie Ihre Konzentration auf das Erleben Ihrer Haltung im Raum, die Aktive Dehnung der Arme und das Strömen der Energien in Ihnen. Erspüren Sie auch, wie die Heldenhaltung auf Ihre Gefühle und Gedanken wirkt.

> Lassen Sie die Arme sinken, verstärken Sie den Druck auf den rechten Fuß und kehren sie in den Aufrechten Stand zurück.

> Führen Sie diesen Ablauf zu jeder Seite 2- bis 3-mal durch.

BEWUSSTE KRÄFTE
Im alten Indien war Virabhadra ein großer Held. Aus der Fülle seiner physischen, psychischen und geistigen Kräfte, die er im Sinne der Schöpfung einsetzte, wirkte er als Lehrer zum Wohle seiner Mitmenschen.

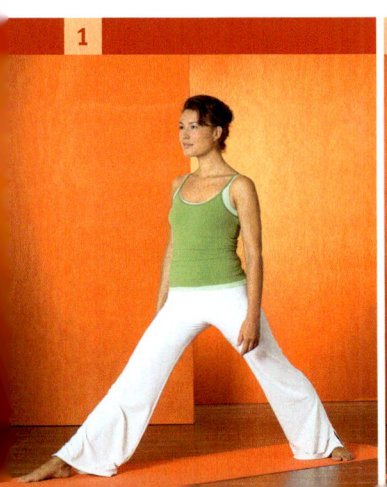
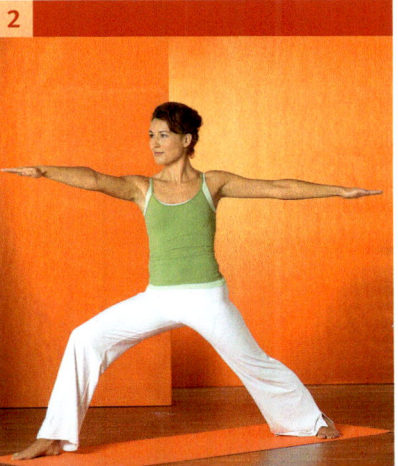

Atmung in den asanas

Atmen Sie während der Asana-Praxis bewusst, voll, entspannt und rhythmisch.

Bewusst atmen bedeutet: Sie nehmen den lebensnotwendigen Atemvorgang wahr, beobachten die Atembewegung, die Atemtiefe und den Atemrhythmus.

Voll atmen bedeutet: Alle an der Atmung beteiligten Organe und Körperregionen sollen den Atmungsprozess aktiv mitgestalten. Zwerchfell-, Flanken- und Obere Atmung fließen dabei übergangslos ineinander.

Entspannt atmen bedeutet: Lassen Sie die natürliche Muskelanspannung bei der Einatmung zu, ohne sie bewusst zu verstärken. Atmen Sie geräuschlos. Achten Sie darauf, dass sich die Muskeln von Schultergürtel, Brustkorb und Becken nicht verspannen, dies würde den Atemfluss stark behindern. Erleben Sie die Ausatmung als einen reinen Entspannungsvorgang, den Sie durch bewusstes Loslassen unterstützen.

Rhythmisch atmen bedeutet: Beobachten Sie Länge, Tiefe und Lockerheit der Ein- und Ausatmung. Einer ruhigen Einatmung soll eine etwas längere Ausatmung folgen. Lassen Sie, wenn Sie sich wohl dabei fühlen, nach der Ausatmung eine Pause zu. Halten Sie einen einmal gefundenen, individuellen harmonischen Atemrhythmus ein.

Held 2

In dieser Übungsserie wird mit jeder Veränderung in der Haltung auch der Atem verändert – Atmung und Bewegung bilden eine Einheit. Konzentrieren Sie sich dabei auf den Bewegungsablauf und Ihren natürlichen Atemrhythmus in der Übung. Mit der Zeit werden sich nach dem Üben tiefe Zufriedenheit, Kräftigung in Körper und Atem, Sicherheit, Ausdauer und Elastizität einstellen.

So wirkt die Übung: Der Held 2 erdet, stärkt die Kraft im Unterbauch und kräftigt die Skelettmuskeln. Er sorgt darüber hinaus für körperliche Ausdauer, fördert die Verdauung und wirkt schmerzlindernd.

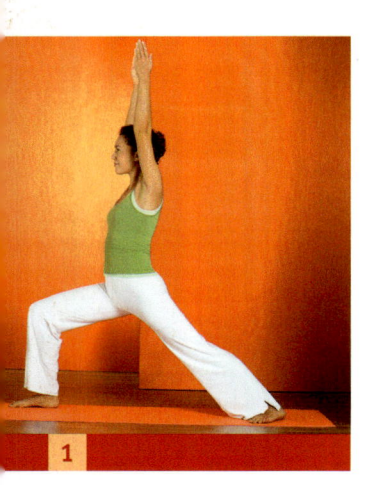

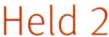

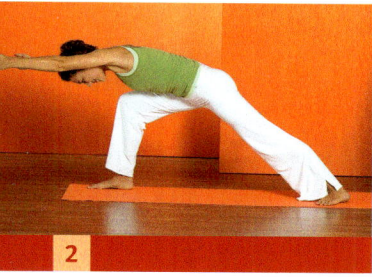 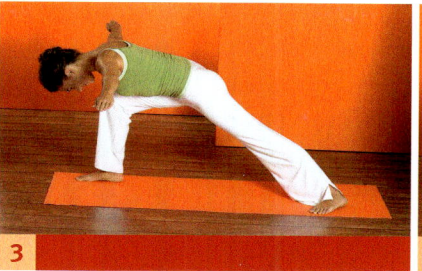 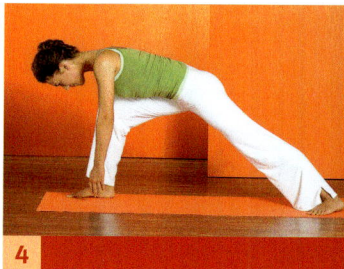

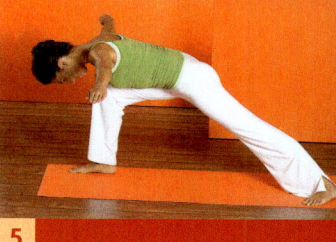

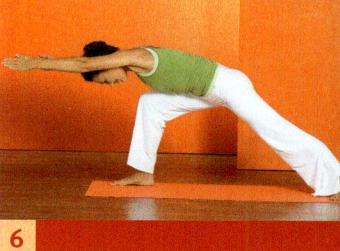

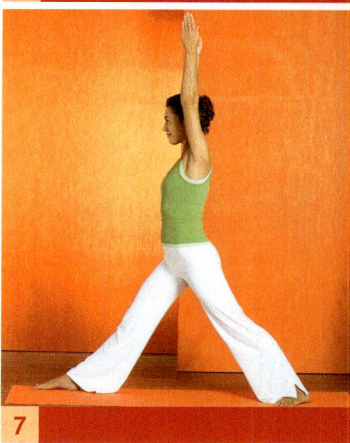

Nicht üben bei: Wirbelsäulenschäden, starken Schulter-, Hüft- und Knieschmerzen

> › Nehmen Sie den Aufrechten Stand ein (siehe Seite 38). Machen Sie mit dem rechten Bein einen großen Schritt nach vorn, zirka 20 Zentimeter nach rechts versetzt. Um stabiler zu stehen, drehen Sie den linken Fuß etwas nach außen.

> › Atmen Sie vorbereitend aus.

1 › Mit der Einatmung schieben Sie das rechte Knie nach vorn, sodass der Unterschenkel etwa senkrecht steht. Heben Sie gleichzeitig die Arme vor dem Körper über den Kopf.

2 › Ausatmend beugen Sie den Oberkörper nach vorn und legen ihn auf den Oberschenkel. Die Arme zeigen nach vorn.

3 › Einatmend führen Sie die Arme zur Seite in die Waagrechte.

4 › Ausatmend lassen Sie die Arme nach unten sinken.

5 › Einatmend führen Sie die Arme zur Seite in die Waagerechte.

6 › Ausatmend führen Sie die Arme wieder nach vorn.

7 › Mit der Einatmung verstärken Sie den Druck auf den rechten Fuß und richten den Körper mit den Armen über dem Kopf auf.

> › Lassen Sie ausatmend die Arme sinken und kehren Sie in den Aufrechten Stand zurück.

> › Wiederholen Sie diese Serie, diesmal mit dem linken Bein vorn.

> › Wiederholen Sie diesen Ablauf noch 1- bis 2-mal. Üben Sie aktiv gedehnt. Tasten Sie in jeder Phase über die Fingerkuppen hinaus.

6. Schritt: Die Wirbelsäule

In diesem Schritt dreht sich alles um die Wirbelsäule: Mit den beschriebenen Übungen werden all ihre Bewegungsmöglichkeiten angesprochen.

Bevor Sie mit dem Üben beginnen, stellen Sie sich in der vorbereitenden Entspannung auf die Wirbelsäule ein. Sie ist das tragende Element und schenkt uns durch das wunderbare Zusammenspiel von Wirbeln, Bandscheiben, Wirbelgelenken, Sehnen, Bändern und Muskeln einen großartigen Bewegungsspielraum. Leben Sie sich bewusst in Ihre Wirbelsäule ein und gestalten Sie aus diesem Erleben heraus all Ihre Übungen mit einer ganz besonderen Sensibilität.

Rückenrollen

So wirkt die Übung: Massiert und entspannt Nacken und Rücken. Macht die Wirbelsäule elastisch, regt den Kreislauf an, steigert die Vitalität und bekämpft Müdigkeit.

Nicht üben bei: starken Beschwerden im Rücken und Versteifungen der Wirbelsäule

Ausgleichshaltungen: Schulterbrücke (siehe Seite 73)

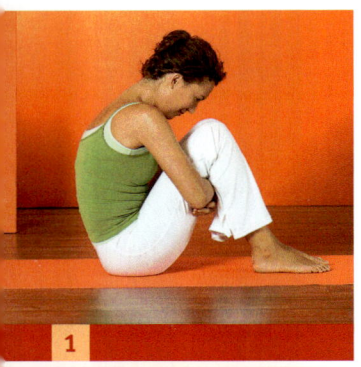

> Setzen Sie sich mit angewinkelten, geschlossenen Beinen auf eine weiche Unterlage. Die Fußsohlen liegen ganz am Boden auf. Atmen Sie ruhig und gleichmäßig – und behalten Sie diesen Atemrhythmus während der ganzen Übung bei.

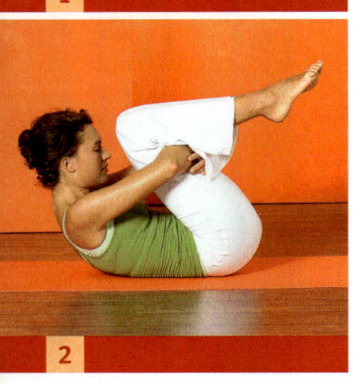

1 > Legen Sie die Unterarme in die Kniebeugen und lassen Sie den Kopf so weit wie möglich zu den Knien sinken.

2 > Verlagern Sie Ihr Gewicht nach hinten und rollen Sie locker auf dem Rücken ab. Nützen Sie den Schwung und rollen Sie wieder zurück in die Sitzhaltung. Halten Sie während des gesamten Bewegungsablaufs den Abstand zwischen Kopf und Knien so gering wie möglich.

> Rollen Sie mehrmals langsam und einfühlsam vor und zurück.

Halbmondhaltung in vier Richtungen

So wirkt die Übung: Dehnt die Muskeln, vertieft die Atmung, regt die Darmtätigkeit an, steigert die Beweglichkeit, baut Fettpölsterchen ab.

Vorsichtig üben bei: Rücken- und Wirbelsäulenproblemen

> Im Aufrechten Stand (siehe Seite 38) vorbereitend ausatmen.

3 > Heben Sie mit der Einatmung die gestreckten Arme über die Seiten nach oben. Dehnen Sie den ganzen Körper, indem Sie mit den Fingerkuppen nach oben tasten.

4 > Schieben Sie mit dem Ausatmen das Becken nach links und neigen Sie den Oberkörper nach rechts, ohne die Dehnung aufzugeben. Verweilen Sie für 3 bis 4 Atemzüge in dieser Haltung.

> Atmen Sie ein. Richten Sie sich auf, erneuern Sie die Dehnung.

5 > Beim Ausatmen schieben Sie das Becken nach rechts und neigen den Oberkörper nach links, ohne die Dehnung aufzugeben.

> Einatmend sich wieder aufrichten und die Dehnung erneuern.

6 > Atmen Sie aus, neigen Sie den Körper zurück, legen Sie den Kopf in den Nacken und schieben Sie Becken und Knie nach vorn.

> Mit der Einatmung aufrichten. Dabei in der Dehnung bleiben.

7 > Atmen Sie aus und neigen Sie den Körper nach vorn. Tasten Sie mit der Wirbelsäule nach hinten, um ein Hohlkreuz zu vermeiden.

> Atmen Sie ein und richten Sie dabei den Körper auf.

> Atmen Sie aus und führen Sie die Arme über außen nach unten.

TIPP

Um die Wirbelsäule nicht zu überfordern, führen Sie den Körper behutsam in die Rückbeuge und legen den Kopf sanft in den Nacken. Üben Sie diese Serie 2- bis 3-mal stehend oder auf einem Stuhl sitzend.

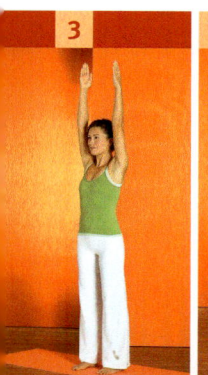
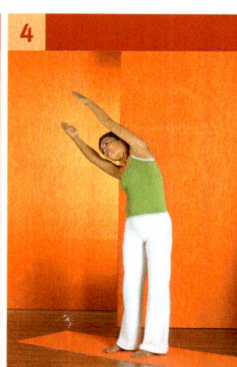
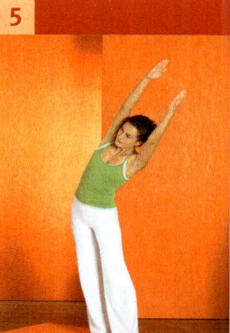
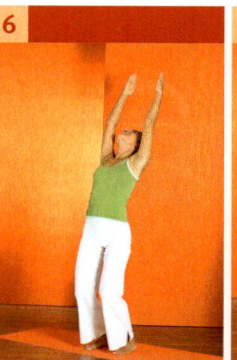
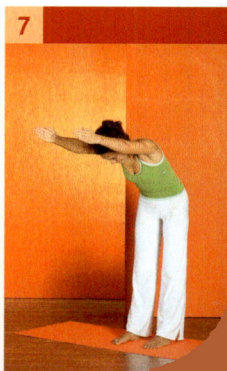

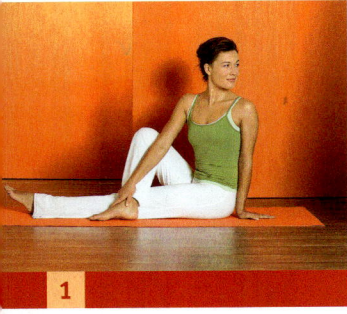

Vorübung zum halben Drehsitz

So wirkt die Übung: Dehnt und stärkt die kurzen Rückenmuskeln, die dem Rückgrat Halt und Schutz geben. Verbessert die Beweglichkeit und unterstützt die Gewichtskontrolle.

Vorsichtig üben bei: Rücken- und Wirbelsäulenproblemen

› Nehmen Sie den Langsitz ein (siehe Seite 45). Atmen Sie während der gesamten Übung ruhig und gleichmäßig.

1 › Stellen Sie den rechten Fuß an die Außenseite des linkes Knies. Die linke Hand liegt hinter der linken Gesäßhälfte. Mit der rechten Hand fassen Sie an die Innenseite des rechten Fußgelenks. Drehen Sie Oberkörper und Kopf nach links und blicken Sie nach hinten. Achten Sie auf die aufrechte Haltung des rechten Unterschenkels; heben Sie dazu eventuell die rechte Gesäßhälfte etwas an. Bleiben Sie 5 bis 10 Atemzüge in Ihrer persönlichen Endhaltung und kehren Sie dann in den Langsitz zurück.

› Stellen Sie dann den linken Fuß an die Außenseite des rechten Knies und führen Sie Arme, Oberkörper und Kopf auf die gleiche Weise nach rechts. Bleiben Sie wiederum 5 bis 10 Atemzüge in Ihrer Endhaltung. Kehren Sie dann in den Langsitz zurück.

› Wiederholen Sie die Übung zu jeder Seite noch 2-mal.

GU-ERFOLGSTIPP

Der optimale Atemrhythmus beim Üben hängt unter anderem davon ab, ob Sie eher ein Erd- oder Lufttyp sind (siehe Seite 30 f.). Sind Sie ein Erdtyp? Dann nehmen Sie mit der Einatmung Ihre persönliche Endhaltung ein. Verweilen Sie nur einen Atemzug darin, ehe Sie mit der Ausatmung in die Ausgangshaltung zurückgehen. Sie werden dadurch offener und flexibler. Sind Sie ein Lufttyp? Dann verweilen Sie mehrere Atemzüge in der Endhaltung. So ensteht mehr Ruhe, Stabilität und Erdverbundenheit. Gehen Sie mit einer Ausatmung zurück in die Ausgangshaltung.

7. Schritt: Der Vierfüßlerstand

Der Vierfüßlerstand ist Ausgangshaltung vieler asanas, die Wirkungen auf Gleichgewichtssinn, Atem, Wirbelsäule und Psyche miteinander vereinen.

Ausgangshaltung Vierfüßlerstand

So wirkt die Übung: Entlastet und stärkt Schulter- und Hüftgelenke sowie die Beckenbodenmuskulatur.

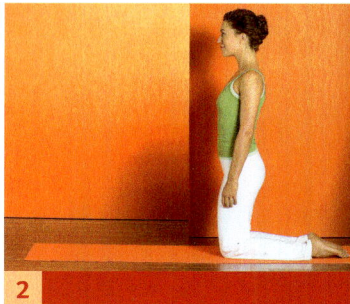

2 › Knien Sie sich auf die Unterlage. Die Fußrücken liegen auf dem Boden. Verteilen Sie das Gewicht gleichmäßig auf beide Knie. Oberschenkel und -körper sind bei diesem Kniestand aufrecht.

3 › Beugen Sie den Oberkörper nach vorn und stützen Sie sich mit den Handflächen auf der Unterlage auf. Die Arme sind senkrecht nach unten durchgestreckt, die Finger zeigen nach vorn.

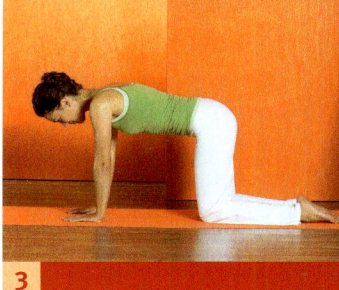

Katze

So wirkt die Übung: Schulter- und Hüftgelenke werden beweglicher, der Rücken gestärkt, die Muskeln des Beckens gekräftigt und die Gewichtskontrolle unterstützt.

Nicht üben bei: Wirbelsäulenschäden, starken Schulter- und Hüftsowie Knieschmerzen

Ausgleichshaltung: Ausgleich in der Rückenlage (siehe Seite 72)

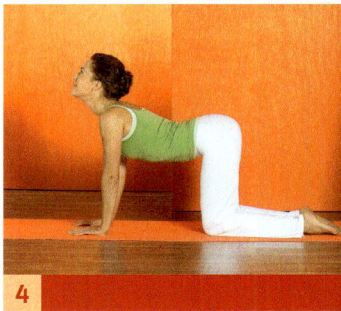

› Nehmen Sie den Vierfüßlerstand ein (siehe oben). Die Hände sind schulterbreit, die Knie hüftbreit auseinander. Atmen Sie vorbereitend aus.

4 › Tasten Sie während des Einatmens mit dem Nabel zur Unterlage und legen Sie den Kopf sanft in den Nacken.

5 › Ausatmend tasten Sie mit dem Rücken nach oben und lassen den Kopf sinken. So verwirklichen Sie die aktive Dehnung.

› Führen Sie die Übung 3- bis 5-mal aus.

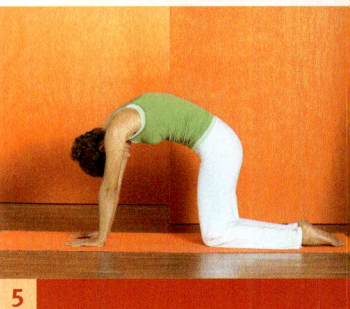

Der Hund zwischen zwei Katzen (Serie)

So wirkt die Übung: Die Serie unterstützt die Beweglichkeit der Schulter- und Hüftgelenke, kräftigt den Rücken, die Wirbelsäule, die Muskeln des Beckens und des Beckenbodens. Sie regt die Verdauung an, hilft Fettpölsterchen in der Leibmitte abzubauen und verbessert die Kondition.

TIPP

Wenn Sie mehrere Übungen hintereinander im Vierfüßlerstand durchführen, entspannen Sie sich zwischendurch kurz im Liegen, um die großartige Wirkung auf Atem, Wirbelsäule und Psyche zu erleben und die Knie zu entlasten.

Vorsichtig üben bei: starken Gelenk- und Rückenschmerzen
Nicht üben bei: akuten Bandscheibenvorfällen, Wirbelsäulenschäden, starken Schulter-, Hüft- und Knieschmerzen

> › Nehmen Sie den Vierfüßlerstand ein (siehe Seite 65). Atmen Sie vorbereitend aus und ein.

1 › Führen Sie mit der Ausatmung das Gesäß auf die Fersen und legen Sie die Stirn auf die Unterlage. Die Hände bleiben an der gleichen Stelle (die Katze schläft).

2 › Einatmend heben Sie Kopf und Brustkorb, lassen die Wirbelsäule sinken und tasten mit dem Brustbein nach vorn oben (die Katze schaut).

3 › Mit der Ausatmung gehen Sie in den Vierfüßlerstand, tasten mit dem Rücken nach oben und lassen den Kopf sinken (die Katze macht einen Buckel). Wenn Sie in dieser Haltung kraftvoll nach oben tasten, dehnen Sie besonders intensiv die Muskeln des Rückens, des Beckens und des Beckenbodens.

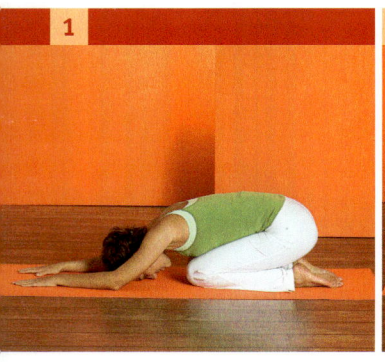
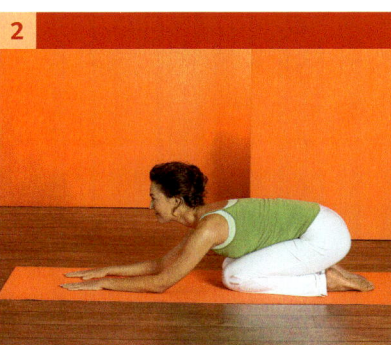
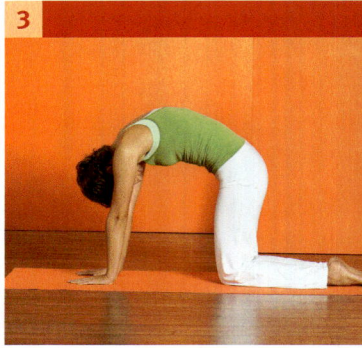

4 › Mit der Einatmung tasten Sie mit dem Nabel zur Unterlage, weiten den Brustkorb und legen den Kopf sanft in den Nacken. Stellen Sie dabei die Zehen auf (die Katze schaut). Erleben Sie die Haltung der Rückbeuge vom Becken bis zum Kopf.

5 › Mit der Ausatmung schieben Sie den Körper nach hinten, strecken die Beine durch und tasten mit dem Steißbein nach hinten oben (der Hund schaut nach unten). Je tiefer Sie die Fersen nach unten bewegen, um so stärker ist die Dehnung der Muskeln an der Rückseite des Körpers, von den Fersen bis zum Kopf.

› Mit der Einatmung gehen Sie wieder in den Vierfüßlerstand, legen die Fußrücken auf die Unterlage, tasten mit dem Nabel erneut zur Matte und legen den Kopf in den Nacken (die Katze schaut).

› Ausatmend tasten Sie mit dem Rücken nach oben und lassen den Kopf sinken (die Katze macht einen Buckel).

› Einatmend tasten Sie wieder mit dem Nabel zur Unterlage, weiten den Brustkorb und legen den Kopf sanft in den Nacken (die Katze schaut).

› Führen Sie mit der Ausatmung das Gesäß auf die Fersen und legen Sie die Stirn auf die Unterlage (die Katze schläft).

› Mit der Einatmung kehren Sie in die Ausgangshaltung, den Vierfüßlerstand, zurück.

› Wiederholen Sie diesen Ablauf noch 2-mal.

TIPP
Sollte Ihnen der Ablauf zu dynamisch sein oder wollen Sie die Wirkung einer Haltung verstärken, verweilen Sie ganz nach Ihren Wünschen und Bedürfnissen in ihr.

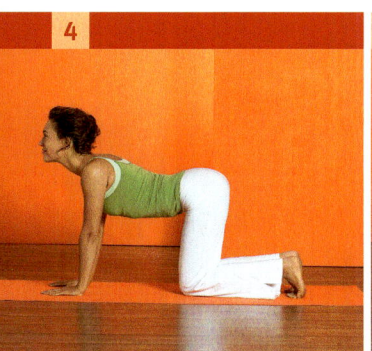
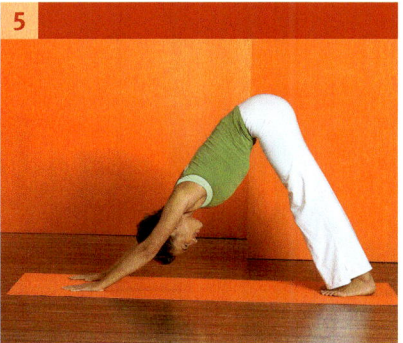

8. Schritt: Die Bauchlage

Die Bauchlage ist die Ausgangshaltung für viele asanas – und eine Wohltat für den ganzen Körper. Wenn Sie mehrere Übungen hintereinander in der Bauchlage durchführen, ist es günstig, sich nach einigen Übungen auf den Rücken zu drehen und nachzuspüren. Dabei können sich die Wirkungen auf die inneren Organe (besonders auf Herz und Lungen), die Wirbelsäule und den Atem sehr gut entfalten.

Ausgangshaltung Bauchlage

So wirkt die Übung: Löst Verspannungen im ganzen Körper, lindert Rückenschmerzen und fördert die Flankenatmung.

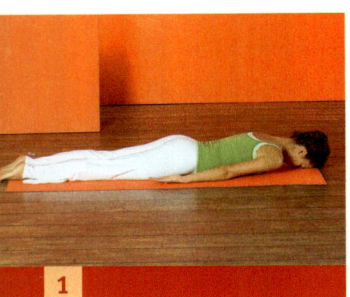

1 › Legen Sie sich auf den Bauch, die Stirn berührt die Unterlage. Die Arme liegen locker gestreckt neben dem Körper, die Handflächen zeigen nach oben. Beine und Füße sind gestreckt, der Spann zeigt zur Unterlage. Verlängern Sie in der Vorstellung Scheitel, Steißbein, Fingerkuppen und Zehenspitzen. Entspannt atmen.

Sphinx

So wirkt die Übung: Dieses asana hat sowohl therapeutische als auch entspannende Wirkungen. In der leichten Rückbeuge dehnen Sie die Muskeln des Brustkorbs und die Atmung wird vertieft. Für viele Menschen ist dies eine äußerst angenehme Entspannungshaltung.

› Nehmen Sie die Bauchlage ein (siehe oben). Legen Sie die Hände übereinander und die Stirn auf die oberen Handrücken. Die Beine sind locker gestreckt, die Füße haben einen Abstand von 20 bis 30 Zentimeter. Atmen Sie ruhig und gleichmäßig.

2 › Ziehen Sie durch die Kraft der Rückenmuskeln den Oberkörper etwas hoch und die Ellbogen unter die Schultern. Die Oberarme sind senkrecht und die Unterarme nach vorn ausgerichtet. Um die Beckenbodenmuskulatur zu kräftigen, ziehen Sie diese Muskeln mit jeder Einatmung etwas zusammen und lassen mit der Ausatmung die Anspannung wieder los.

> Kehren Sie nach einigen Atemzügen in Ihrer persönlichen End-
haltung wieder in die Bauchlage zurück und legen Sie die Stirn
auf die Handrücken.

Halbe Heuschrecke (ardha salabha)

So wirkt die Übung: Ardha salabha kräftigt die Muskeln von Rücken,
Becken, Gesäß und Beinen, strafft den Bauch, regt die Verdauung und
die Nierentätigkeit an.

Vorsichtig üben bei: Kreuzschmerzen und Unterleibsbeschwerden

> Nehmen Sie die Bauchlage ein (siehe links). Legen Sie die Stirn
auf die Unterlage, die Arme befinden sich neben dem Körper.
Bilden Sie lockere Fäuste, die Sie mit Daumen und Zeigefinger
neben den Oberschenkeln auf die Matte legen. Leben Sie sich
in das linke Bein, den linken Fuß und die linken Zehen ein und
tasten Sie über die Form hinaus.

> Atmen Sie vorbereitend aus.

3 > Mit der Einatmung geben Sie Druck auf die Fäuste und heben,
von den Zehen geführt, das gestreckte linke Bein nach oben.
Heben Sie das gestreckte Bein nur so weit, dass sich das Becken nicht dreht und zur anderen Seite kippt.

> Mit der Ausatmung führen Sie das Bein wieder zurück.

> Nach je einer Zwischenatmung führen Sie das asana ein zweites
und drittes Mal durch – anschließend dann mit dem rechten Bein.

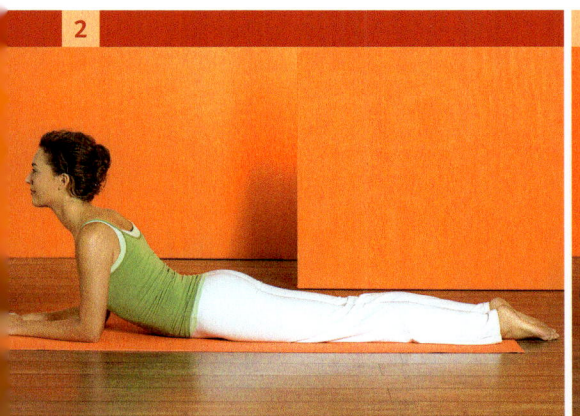

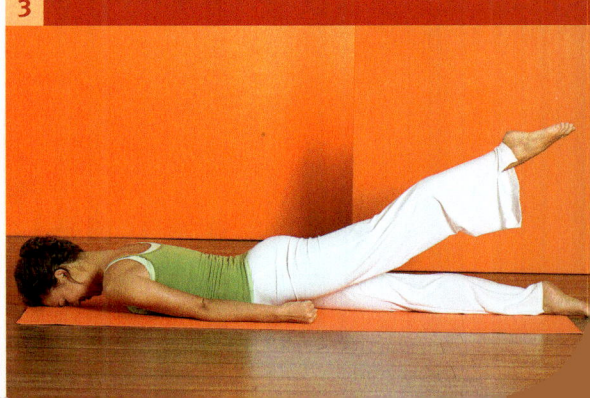

Eingerolltes Blatt (Kindeshaltung)

So wirkt die Übung: Die Kindeshaltung dehnt und entspannt Schulter- und Rückenmuskeln. Sie verbessert die Durchblutung des Kopfes, beruhigt das Nervensystem, vertieft die Flankenatmung und baut Stress ab.

Nicht üben bei: Venenleiden, Wirbelsäulenverletzungen sowie bei Schmerzen in den Hüft-, Knie- und Fußgelenken

Ausgleichshaltung: Ausgleich in der Rückenlage (siehe Seite 72).

1 › Nehmen Sie die Bauchlage ein (siehe Seite 68) und legen Sie die Hände unterhalb der Schultern auf den Boden.

› Schieben Sie sich mit Hilfe der Arme zurück in den Fersensitz.

2 › Neigen Sie den Oberkörper nach vorn, bis der Kopf den Boden berührt. Führen Sie gleichzeitig die Arme nach hinten und legen Sie die Handrücken neben den Unterschenkeln auf den Boden. Ihr Oberkörper ist vollkommen entspannt, der Kopf locker.

› Atmen Sie ruhig und gleichmäßig. Das eingerollte Blatt ist eine Demuts- und Entspannungshaltung, in der Sie verweilen können, so lange Sie wollen.

› Gehen Sie zurück in den Fersensitz. Ziehen Sie dabei zuerst Ihren Oberkörper, dann den locker hängenden Kopf hoch. Richten Sie den Kopf erst auf, wenn Ihr Oberkörper wieder ganz senkrecht ist.

› Führen Sie die Übung 1-mal aus.

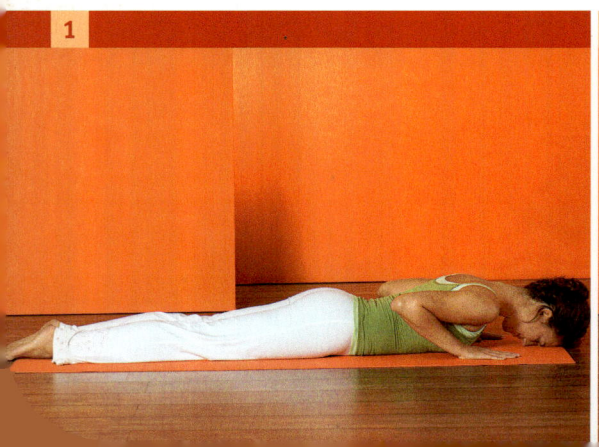

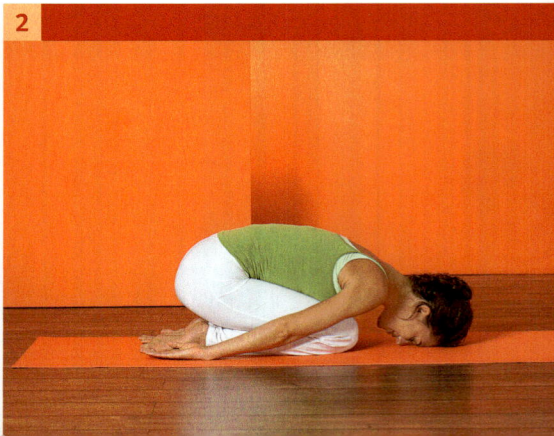

9. Schritt: Die Rückenlage

In der Rückenlage lässt sich das Gefühl des von der Erde Getragenwerdens am deutlichsten spüren. Die Haltung eignet sich daher als Entspannungshaltung vor und nach jedem Üben und ist zugleich Ausgangshaltung für viele asanas, die Kraft, Elastizität und sensibles Erspüren von Vorgängen im Körper ermöglichen.

Ausgangshaltung Rückenlage

So wirkt die Übung: Löst Verspannungen im ganzen Körper. Erleichtert die Zwerchfell-, Flanken-, Obere- und Vollatmung.

> Legen Sie sich auf den Rücken, die Hände liegen neben dem Körper. Dehnen Sie den Nacken und ziehen Sie das Kinn leicht an die Brust.

3 > Strecken Sie die Beine locker aus, sie dürfen 10 bis 20 Zentimeter gespreizt sein. Tasten Sie in Ihrer Vorstellung über den Scheitel, die Fingerkuppen, das Steißbein, die Fersen und die Zehen hinaus. Bleiben Sie einige Zeit in dieser Haltung und atmen Sie ruhig und gleichmäßig.

AUFRICHTEN AUS DER RÜCKENLAGE

Legen Sie in der Rückenlage die Arme neben den Körper; die Handrücken zeigen nach oben. Schieben Sie die Hände in dieser Haltung unter das Gesäß. Mit einem leichten Druck auf die Unterarme richtet sich der Oberkörper mühelos auf. Vermeiden Sie es, den Oberkörper mit den Händen am angewinkelten Bein hochzuziehen. Es kann dadurch zu einer schmerzhaften Verschiebung der Iliosakralgelenke an der Rückseite des Beckens kommen.

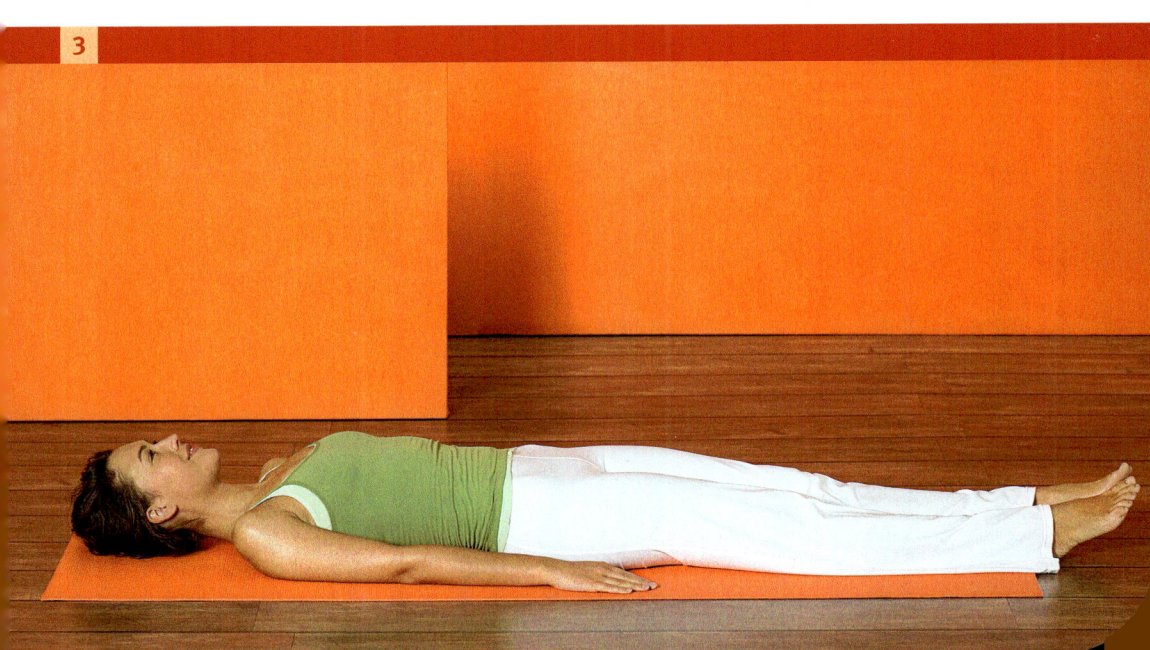

3

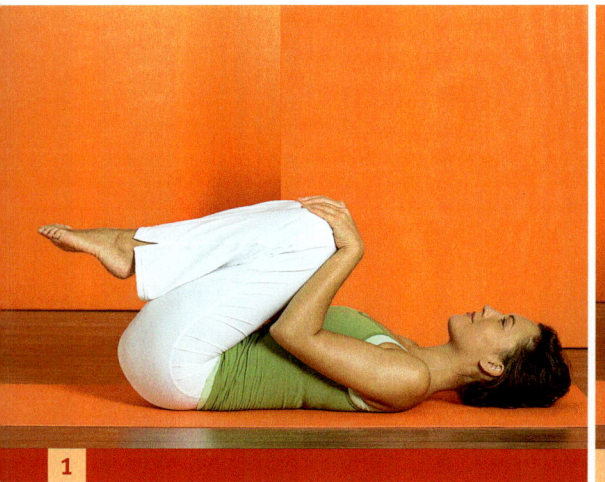 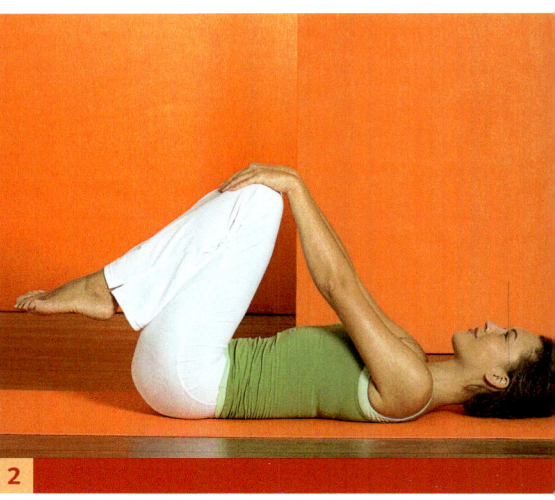

Ausgleich in der Rückenlage (apanasana)

Apanasana ist eine wichtige Ausgleichsübung im Anschluss an alle Beugungen nach hinten. Verfeinern Sie die Übung dadurch, dass Sie die Bein- und Atembewegungen mit der Zeit immer besser aufeinander abstimmen.

So wirkt die Übung: Entspannt den unteren Rücken, regt Verdauung und Nierenfunktion an.

> › Nehmen Sie die Rückenlage ein (siehe Seite 71) und winkeln Sie die Beine an.

> › Ziehen Sie die angewinkelten Beine Richtung Oberkörper und legen Sie die Hände auf die Knie, die Finger zeigen in Richtung der Zehen.

1 › Führen Sie mit jeder Ausatmung die Beine zum Körper.

2 › Lassen Sie die Beine mit jeder Einatmung so weit weggleiten, wie es die Länge der Arme zulässt. Die Hände bleiben dabei immer an derselben Stelle.

> › Führen Sie die Übung etwa 10-mal aus.

Schulterbrücke (dvipada pitham)

Die Schulterbrücke ist eine wichtige Ausgleichsübung im Anschluss an alle Beugungen nach vorn.

So wirkt die Übung: Vertieft die Atmung, dehnt die Körpervorderseite, kräftigt Beine und Rücken.

> › Nehmen Sie die Rückenlage ein (siehe Seite 71). Die gestreckten Arme liegen parallel zum Körper (Handflächen nach unten).

3 › Stellen Sie die Füße nahe dem Gesäß auf den Boden, die Knie berühren sich.

4 › Geben Sie Druck auf die Fußsohlen. Dadurch heben sich Becken und Rücken vom Boden ab. Verweilen Sie etwa 1 Minute in dieser Haltung. Atmen Sie dabei ruhig und gleichmäßig.

> › Führen Sie diese Übung 1-mal aus.

> › Sie können dieses asana durch folgende Atemübung erweitern: Führen Sie mit einer Einatmung die gestreckten Arme hinter den Kopf und mit der Ausatmung wieder zurück neben den Körper. Wiederholen Sie dies 5- bis 6-mal und gehen Sie anschließend in die Rückenlage.

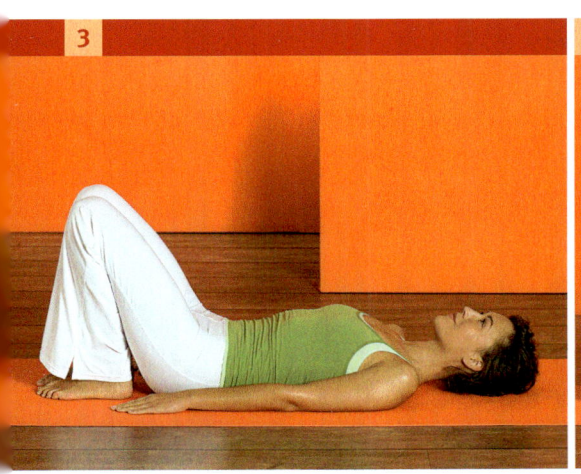

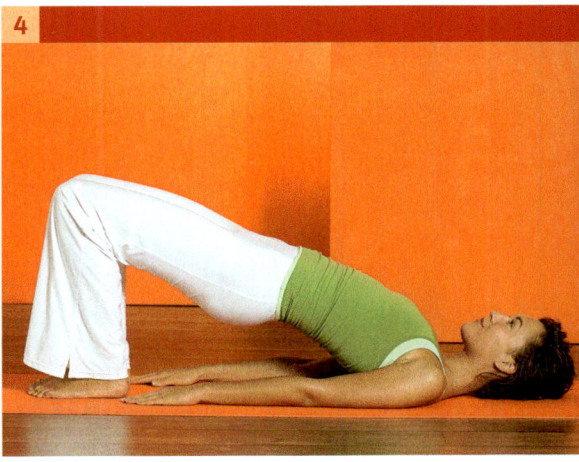

Schrägstellung
(viparita – karani – sarvangasana)

So wirkt die Übung: Die Schrägstellung beeinflusst den ganzen Körper auf positive Weise.

Nicht üben bei: Wirbelsäulenschäden, zu hohem Augeninnendruck, Netzhautablösung, Asthma, Herzbeschwerden, hohem Blutdruck, Gleichgewichtsstörungen, frischen Brüchen, bei starkem Übergewicht, bei Venenentzündungen, während der Menstruation und im fortgeschrittenen Stadium der Schwangerschaft (nach dem fünften Monat)

**MUTTER
ALLER ASANAS**

»Sarvangasana ist die Mutter aller asanas. So wie eine Mutter nach Harmonie und Freude in der Familie strebt, so sucht dieses asana, Harmonie und Freude im menschlichen Organismus herzustellen. Es ist ein Universalheilmittel für die meisten alltäglichen Krankheiten.«

B. K. S. Iyengar; Licht auf Yoga

› Nehmen Sie die Rückenlage ein (siehe Seite 71). Die locker gestreckten Arme liegen neben dem Körper, die Handflächen zeigen nach unten.

1 › Drücken Sie Hände und Unterarme leicht gegen den Boden. Ziehen Sie durch die Anspannung der Bauch- und Beinmuskeln

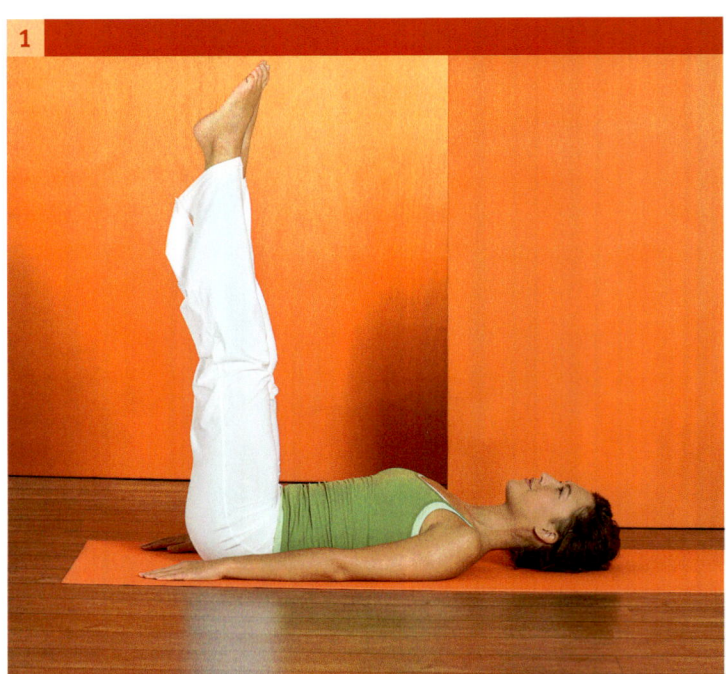

die angewinkelten Beine über den Oberkörper. Strecken Sie die Beine senkrecht nach oben. Atmen Sie dabei aus.

› Lassen Sie die Beine langsam nach hinten in die Waagerechte sinken. Dabei hebt sich die Wirbelsäule Wirbel für Wirbel achtsam vom Boden ab. Stützen Sie den Körper mit beiden Händen am Beckenrand ab, die Daumen zeigen nach vorn, die Oberarme »stehen« parallel zueinander.

2 › Heben Sie die Beine schräg nach oben. Jetzt befinden Sie sich in der Schrägstellung. Bleiben Sie in dieser Haltung, solange es Ihnen angenehm ist. Atmen Sie die ganze Zeit über ruhig und gleichmäßig.

› Möchten Sie den Oberkörper noch weiter aufrichten, nehmen Sie die Hände vom Beckenrand und stützen den Rücken. Probieren Sie aus, welche Haltung sich gut anfühlt.

› Führen Sie den Körper in der umgekehrten Reihenfolge der Bewegungen langsam wieder in die Rückenlage. Atmen Sie auch dabei ruhig und gleichmäßig.

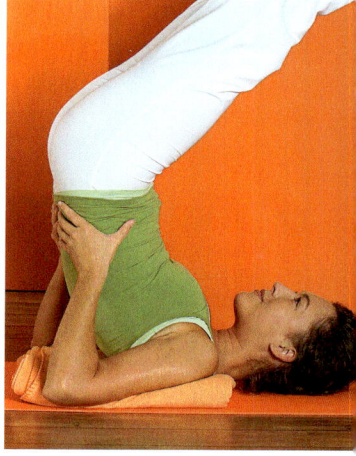

Um Nacken und Kopf zu entlasten, legen Sie eine gefaltete Decke so unter die Schultern, dass Deckenrand und Schulteroberkante in etwa übereinstimmen. Dann tragen die Schultern das Körpergewicht.

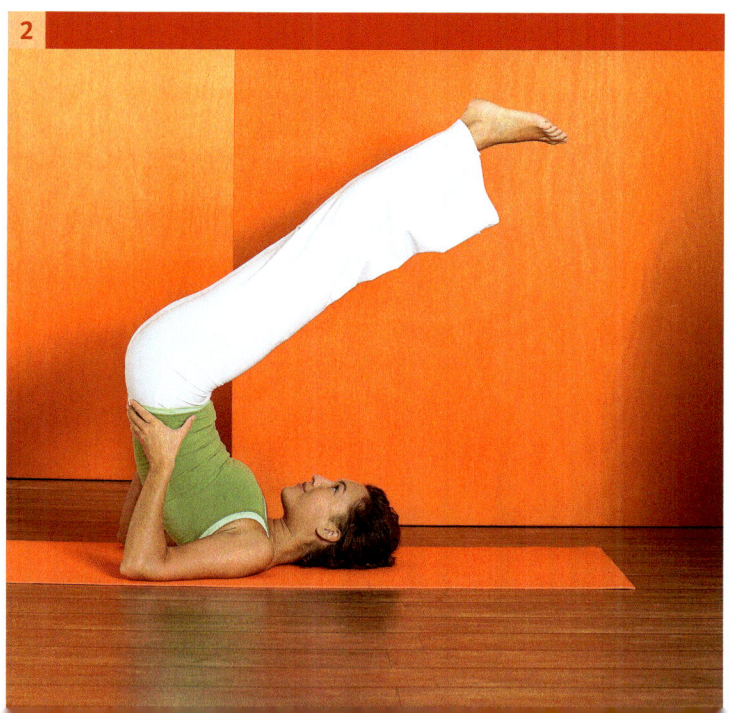

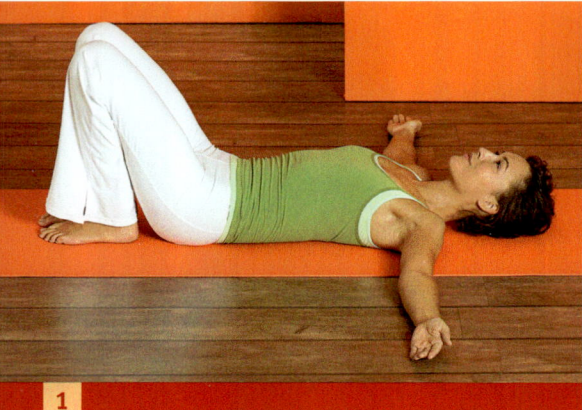 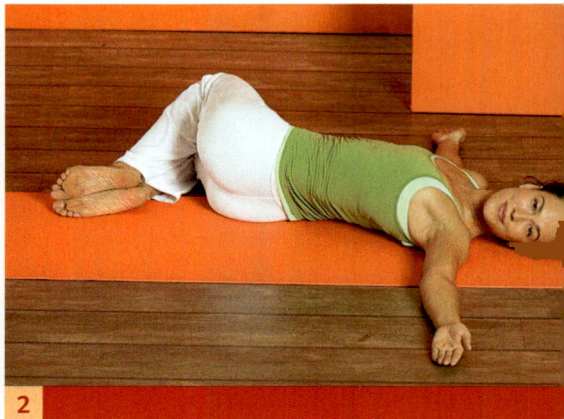

Krokodil (nakrasana)

So wirkt die Übung: Nakrasana verbessert die Beweglichkeit von Wirbelsäule und Rücken. Sie löst Verspannungen in Schultern, Rücken und Hüften und unterstützt die Funktion der Verdauungsorgane. Vertieft den Atem, regt den Stoffwechsel an und stärkt die Nerven.

Nicht üben bei: Wirbelsäulenschäden

> Nehmen Sie die Rückenlage ein (siehe Seite 71). Legen Sie die gestreckten Arme im rechten Winkel zum Körper auf die Unterlage. Die Handflächen zeigen nach oben.

1 > Winkeln Sie die Beine an und stellen Sie die Füße möglichst nahe am Gesäß auf, die Knie berühren sich.

2 > Lassen Sie die Beine behutsam nach rechts auf die Unterlage sinken, während Sie den Kopf nach links drehen. Atmen Sie dabei aus.

> Mit der nächsten Einatmung führen Sie die Beine zur Mitte und mit der Ausatmung in einer fließenden Bewegung nach links, während Sie den Kopf nach rechts drehen.

> Führen Sie diese Drehbewegung auf beiden Seiten jeweils 5- bis 6-mal aus.

10. Schritt: Die Entspannung

Richtiges Entspannen ist ein aktiver, hellwacher, konzentrierter Vorgang, an dem Körper, Gedanken und Gefühle beteiligt sind. Dieses Zusammenwirken ist sehr wichtig, denn nur, wenn belastende Gefühle oder Gedanken zur Ruhe kommen, können sich tiefsitzende körperliche und seelische Verspannungen lösen. Und nur dann können Sie sich entspannen.

Beenden Sie Ihr tägliches Yoga-Programm deshalb immer mit einer längeren Entspannungsübung – am besten gelingt dies mit der Yoga-Tiefentspannung 1 (siehe Seite 80). Dadurch können Sie seelische Belastungen effektiv mildern, ohne sie zu verdrängen. Sie werden auf diesem Weg ruhiger, gelassener und lockerer – und das bei voller Konzentration.

Verspannungen und ihre Folgen

Die meisten Verspannungen sitzen im Nacken und im Schultergürtel. Die Folge: Nacken-, Schulter- und Kopfschmerzen, aber auch Migräne, Durchblutungsstörungen in Armen, Händen und Fingern sowie Ohrensausen, Schwindel und Sehstörungen. Die folgenden Übungen sind ein gutes Hilfsmittel, Verspannungen aufzulösen und für die Zukunft vorzubeugen.

Nacken entspannen

So wirkt die Übung: Kräftigt zu schwache Nackenmuskeln.

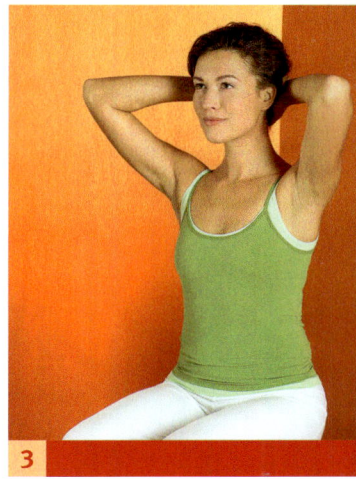

> Nehmen Sie eine bequeme Sitzhaltung auf einem Stuhl oder Ihrer Matte ein. Auch der Aufrechte Stand ist als Ausgangshaltung geeignet (siehe Seite 38).

> Legen Sie beide Hände an den Hinterkopf. Verschränken Sie die Finger.

3 > Drücken Sie mit dem Kopf genauso stark gegen die Hände wie mit den Händen gegen den Kopf. Halten Sie die Spannung etwa 15 Sekunden, während Sie gleichmäßig weiteratmen. Nehmen Sie dann den Druck langsam zurück.

> Führen Sie die Übung 3-mal aus.

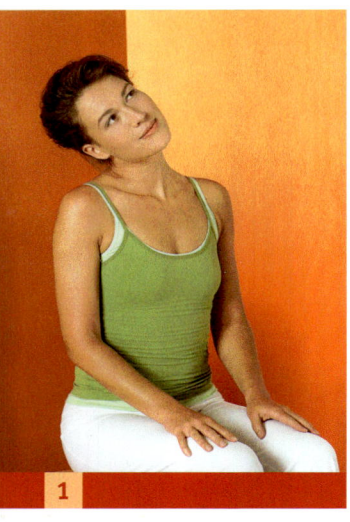

Kopf kreisen

So wirkt die Übung: Entspannt die Muskeln von Kopf, Nacken, Hals und Schultern.

> Nehmen Sie eine bequeme Sitzhaltung auf einem Stuhl oder Ihrer Matte ein. Auch der Aufrechte Stand ist als Ausgangshaltung geeignet (siehe Seite 38).

> Senken Sie ausatmend den Kopf vorsichtig nach vorn.

> Lassen Sie mit der Einatmung den Kopf langsam über die rechte Schulter nach hinten und mit der Ausatmung langsam über die rechte Schulter nach vorn kreisen.

> Lassen Sie mit der Einatmung den Kopf langsam über die linke Schulter nach hinten und mit der Ausatmung langsam über die linke Schulter nach vorn kreisen. Der Kreis wird nicht geschlossen, um die Wirbelsäule nicht zu überfordern.

> Beginnen Sie mit 3 offenen Kreisen und steigern Sie sich je nach Wohlbefinden. Erleben Sie, wie Kopf- und Atembewegung in Einklang kommen.

Schultern entspannen

So wirkt die Übung: Löst Verspannungen im Nacken, in den Schultern und Armen.

> Stellen Sie sich aufrecht hin, die Arme sind neben dem Körper, die Handflächen zeigen zu den Oberschenkeln. Drehen Sie die Handflächen in einer fließenden Bewegung erst nach hinten, dann nach außen. Die Handrücken zeigen zu den Oberschenkeln. Verweilen Sie etwa 30 Sekunden in dieser Haltung.

> Drehen Sie anschließend die Handflächen wieder zu den Beinen und ohne Unterbrechung über vorn nach außen und zurück.

> Führen Sie die Übung 2- bis 3-mal aus.

Schultern kreisen

So wirkt die Übung: Entspannt den Nackenbereich, den Schultergürtel und den oberen Rücken.

2 › Nehmen Sie den Aufrechten Stand ein (siehe Seite 38) und lassen Sie die Arme locker hängen. Kreisen Sie mit der linken Schulter mehrmals erst vorwärts, dann rückwärts. Konzentrieren Sie sich auf die Fingerkuppen, die die Bewegung führen.

› Üben Sie anschließend mit der rechten Schulter, zum Schluss mit beiden Schultern.

› Führen Sie die Übung jeweils 5-mal aus.

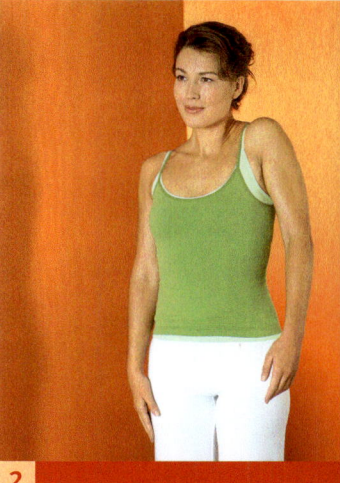

Entspannung an der Wand

So wirkt die Übung: Fördert den Rückfluss des Blutes aus den Beinvenen. Hilft bei schweren Beinen, Krampfadern und Hämorrhoiden. Entspannt Rücken und Nacken.

3 › Setzen Sie sich mit angewinkelten Beinen so nah wie möglich vor eine Wand. Das Gesicht zeigt zur Wand.

4 › Legen Sie sich auf den Rücken. Heben Sie die Beine senkrecht nach oben und stützen Sie sie mit den Fersen an der Wand ab. Verweilen Sie so mehrere Minuten. Verlängern Sie in Ihrer Vorstellung Scheitel, Steißbein, Fingerkuppen und Zehen.

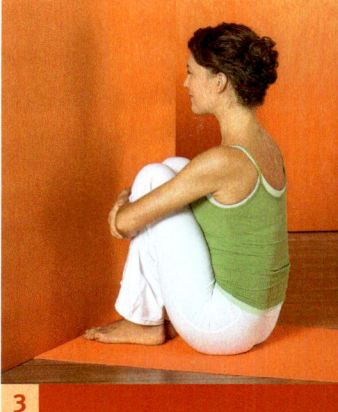

› Sie können die Übung erweitern, indem Sie sich mit der Einatmung die Farbe Rot vorstellen, die vom Becken durch Beine und Füße bis zu den Zehen fließt, und mit der Ausatmung die Farbe Blau, die den gleichen Weg zurückströmt.

› Legen Sie sich zum Abschluss der Übung 1 bis 2 Minuten flach auf den Boden, damit das Blut in die Beine zurückfließen kann. Richten Sie sich dann – mit den Händen unter dem Gesäß – langsam wieder auf (siehe dazu Kasten Seite 71).

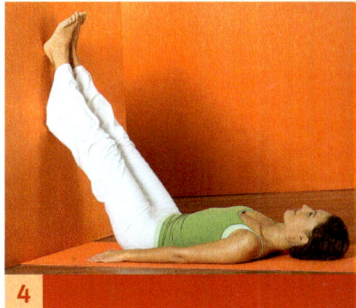

Yoga-Tiefentspannung 1

> Nehmen Sie die Rückenlage ein (siehe Seite 71). Spreizen Sie die Beine 20 bis 30 Zentimeter. Sollten Sie Schmerzen im Rücken haben, können Sie die Beine anwinkeln. Bei Nackenschmerzen hilft oft ein kleines Kissen unter dem Kopf.

> Schließen Sie die Augen. Atmen Sie ruhig und gleichmäßig. Beobachten Sie Ihren Atem, ohne ihn jedoch zu beeinflussen.

> Tasten Sie in Ihrer Vorstellung mit Scheitel, Steißbein, Fingerkuppen, Fersen und Zehen über den Körper hinaus. Damit haben Sie einen ersten Schritt getan, Muskelverspannungen zu lösen.

> Lösen Sie mit jeder Ausatmung die Anspannung der inneren und äußeren Muskeln. Beginnen Sie am Kopf: Entspannen Sie besonders liebevoll die Muskeln der Augenlider, der Lippen und die Muskeln um die Kiefergelenke. Legen Sie die Zähne locker aufeinander, der Mund bleibt aber geschlossen, die Zunge liegt entspannt im Unterkiefer.

> Leben Sie sich in Nacken und Hals ein: Lösen Sie mit jeder Ausatmung die Anspannung. Lenken Sie Ihre Aufmerksamkeit auf Schultern, Arme und Hände, lösen Sie auch hier mit jeder neuen Ausatmung die Anspannung. Entspannen Sie auf diese Weise Brustkorb, Leibmitte, Becken, Beine und Füße.

> Richten Sie Ihre Konzentration über einige Zeit auf den frei fließenden Atem und die Lockerheit des Körpers. Dadurch ziehen Sie Ihre Gedanken von belastenden Inhalten ab. Die Seele wird entlastet, und Sie erleben die Yoga-Tiefentspannung.

> Um die Entspannung zu beenden, vertiefen Sie einige Male die Ausatmung. Heben Sie mit einer Einatmung die Arme über den Kopf und dehnen Sie sich von den Fingerkuppen bis zu den Zehenspitzen. Führen Sie die Arme wieder neben den Körper zurück, schieben Sie die Hände unter das Gesäß und richten Sie mit einem leichten Druck auf die Unterarme den Oberkörper wieder auf (siehe Kasten Seite 71).

> Sobald Sie die Yoga-Tiefentspannung erfolgreich bewältigen, können Sie diese Entspannungsmethode mit der Kraftlenkung (Schritt 5, Seite 58 ff.) verbinden.

TIPP

Wenn Sie ein akustischer Typ sind, können Sie den Übungstext deutlich gesprochen aufnehmen und sich auf diese Weise während der Yoga-Tiefentspannung anleiten lassen.

INDIVIDUELLES TRAINING

Ein Übungsprogramm erstellen

Wenn Sie sich selbst ein kurzes, aber ausgewogenes Programm zusammenstellen wollen, beginnen Sie zunächst mit den einfachsten Übungen. Überfordern Sie sich nicht und gehen Sie den Weg der kleinen Schritte. Achten Sie außerdem darauf, dass Ihr Programm verschiedene Körperbereiche anspricht und – falls nötig – entsprechende Ausgleichshaltungen enthält. Die Übungsdauer Ihres Programms sollte Ihrer individuellen Verfassung und Ihren Fähigkeiten angepasst sein und am Anfang 30 Minuten täglich nicht überschreiten. Und so könnte Ihr Programm aussehen:

> Beginnen Sie mit einer vorbereitenden Entspannung. Sehr günstig ist hierfür die Entspannung mit den Beinen an der Wand (siehe Seite 79).

> Anschließend ist eine Atemübung im Sitzen sinnvoll (siehe Schritt 4, Seite 54 ff.). Sie sensibilisiert das Körperempfinden und das innere Erleben.

> Wählen Sie dann 2 bis 4 asanas aus den verschiedenen Grundhaltungen, die Ihnen gut tun – zum Beispiel die Aktive Dehnung im Stehen (Seite 43), die Sphinx in der Bauchlage (Seite 68 f.), den Strecksitz (Seite 47), die Katze im Vierfüßlerstand (Seite 65) oder … Gönnen Sie sich nach jeder Übung eine kleine Pause zum Nachspüren. Beobachten Sie dabei: Wie geht es mir? Wie fühle ich mich? Welche Impulse hat die Übung bewirkt? Welche Wirkungen erlebe ich?

> Beenden Sie Ihr Übungsprogramm immer mit einer längeren Entspannungsübung am besten mit der Yoga-Tiefentspannung (siehe linke Seite).

Absolvieren Sie Ihr ausgewähltes Programm regelmäßig, am besten täglich und verändern Sie es von Zeit zu Zeit, wobei Sie es stets an Ihre Verfassung und Möglichkeiten anpassen. Schon nach kurzer Zeit können sich gerade bei einem individuellen Übungsprogramm Wirkungen einstellen, die weit über das körperliche Wirkungsspektrum hinausgehen.
Tipp: Auf dem beiliegenden Folder finden Sie zehn ausgewählte und abwechslungsreiche Kurzprogramme zusammengestellt – für jede Gelegenheit und jedes Niveau.

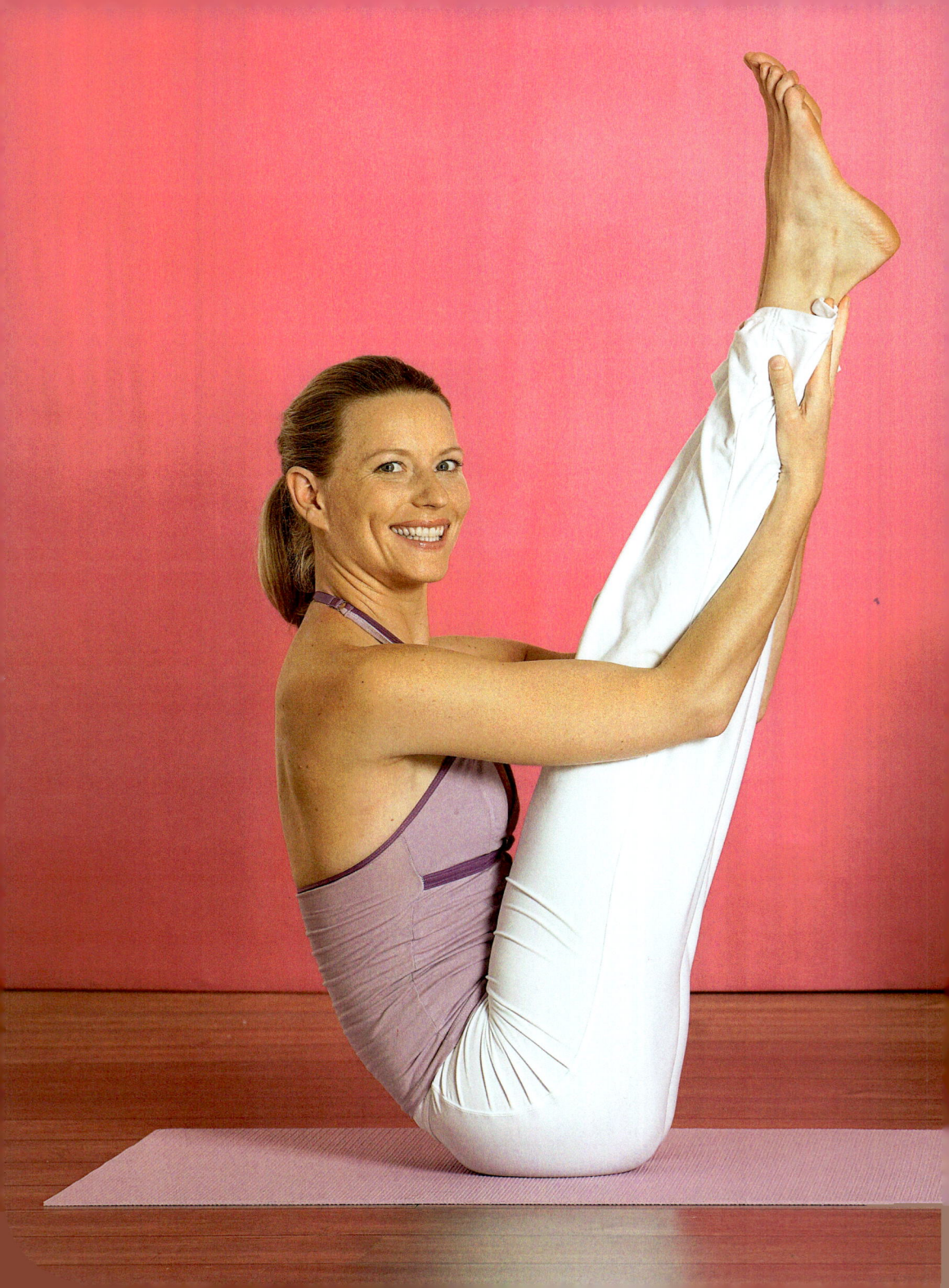

ÜBUNGEN FÜR FORT-GESCHRITTENE EINSTEIGER

In den letzten Wochen haben Sie bereits gute Fortschritte gemacht. Sie haben genug Erfahrung gesammelt, um mit dem Aufbauprogamm zu beginnen.

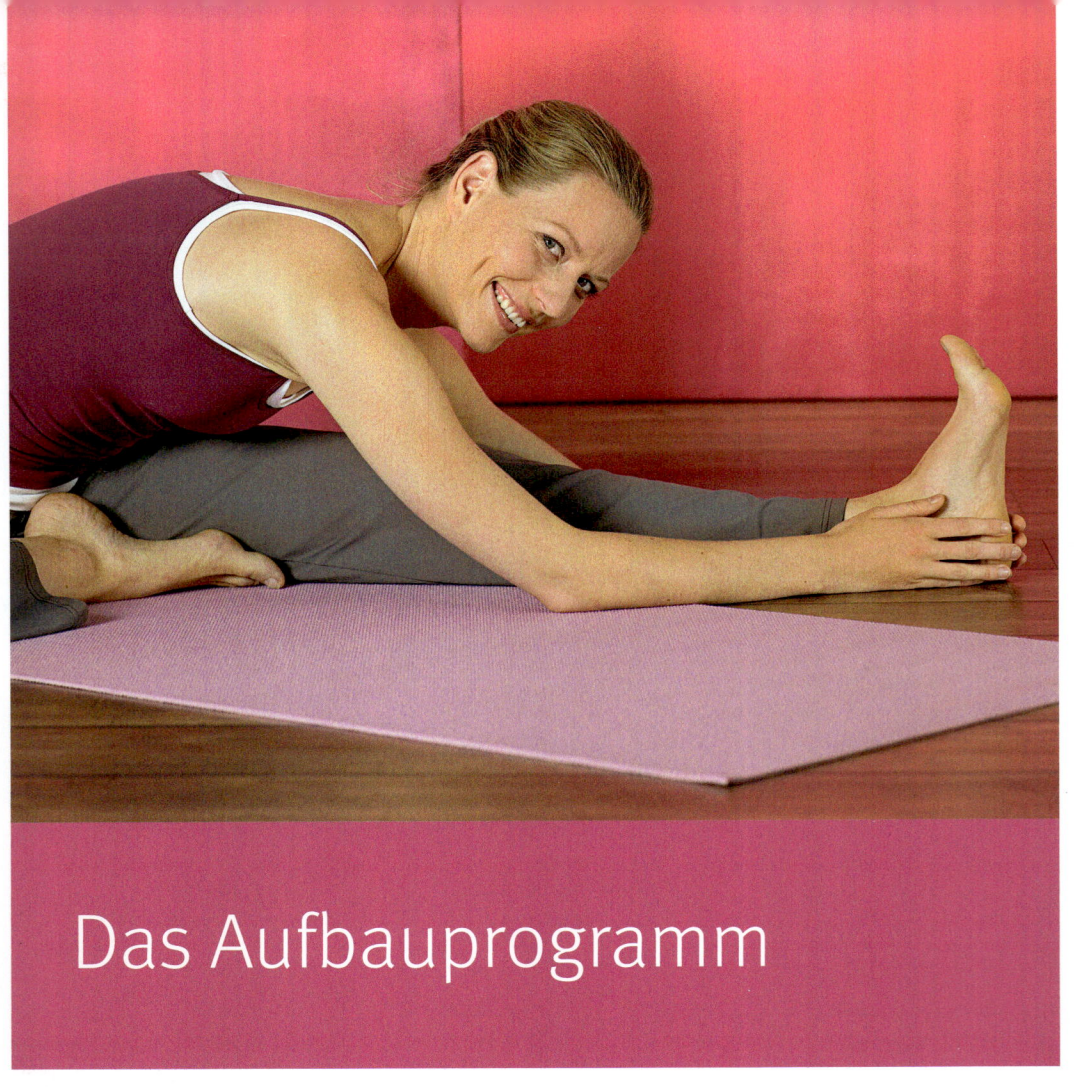

Das Aufbauprogramm

Herzlichen Glückwunsch, Sie haben bereits die ersten Erfolge erzielt und sich mit Yoga vertraut gemacht. Auf den folgenden Seiten finden Sie nun weiterführende Übungen. Sie sollten wie die asanas, die Sie im vorangegangenen Kapitel kennengelernt haben, zunächst einzeln erlernt und geübt werden. Später können Sie sie dann in Ihr eigenes Übungsprogramm integrieren. Damit Sie sich dabei leichter tun, finden Sie bei jedem asana einen Hinweis, zu welchem der 10 Schritte aus dem ersten Teil die Übung passt.

Baum 2 (vrksasana)

Ergänzt die asanas aus Schritt 1

So wirkt die Übung: Verbessert den Gleichgewichtssinn, kräftigt die Muskeln von Füßen, Beinen und Schultergürtel.

> › Nehmen Sie den Aufrechten Stand ein (siehe Seite 38) und verlagern Sie das Gewicht auf den linken Fuß.

1 › Legen Sie die rechte Fußsohle an die Innenseite des linken Knies oder Oberschenkels. Führen Sie die gefalteten Hände langsam über den Kopf. Drehen Sie das angewinkelte Knie so weit es geht nach außen. Spüren Sie über die Finger nach oben, über Steißbein und Ferse nach unten. Verweilen Sie 20 bis 30 Sekunden.

> › Führen Sie die Hände wieder vor den Oberkörper, lassen Sie die Arme sinken und stellen Sie den rechten Fuß auf den Boden.

> › Führen Sie die Übung im Wechsel auf jeder Seite 2-mal aus.

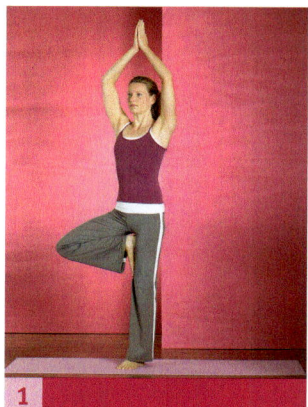

Gestreckte Hand-Zehen-Haltung

Ergänzt die asanas aus Schritt 1

So wirkt die Übung: Stärkt Arme, Beine und Gleichgewichtssinn.

Nicht üben bei: starker Störung des Gleichgewichtssinns

> › Nehmen Sie den Aufrechten Stand ein (siehe Seite 38) und verlagern Sie Ihr Körpergewicht auf das rechte Bein.

2 › Beim Ausatmen den linken Fuß nach oben ziehen; Daumen, Zeige- und Mittelfinger der linken Hand halten die große Zehe. Kurz verweilen, bis Sie das Gleichgewicht gefunden haben.

3 › Beim nächsten Ausatmen strecken Sie das linke Bein nach vorn. Verweilen Sie für 2 bis 3 Atemzüge in dieser Haltung.

> › Atmen Sie aus und gehen Sie in umgekehrter Reihenfolge der Bewegungen wieder in die Ausgangshaltung zurück.

> › Führen Sie die Übung im Wechsel auf jeder Seite 2- bis 3-mal aus.

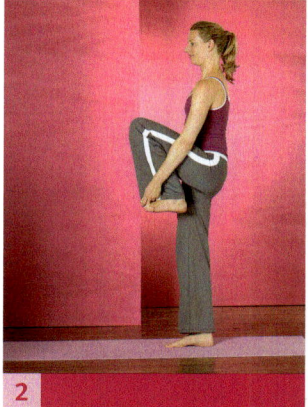

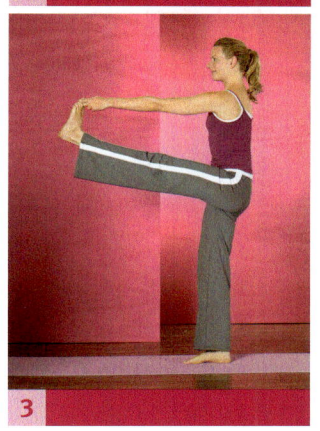

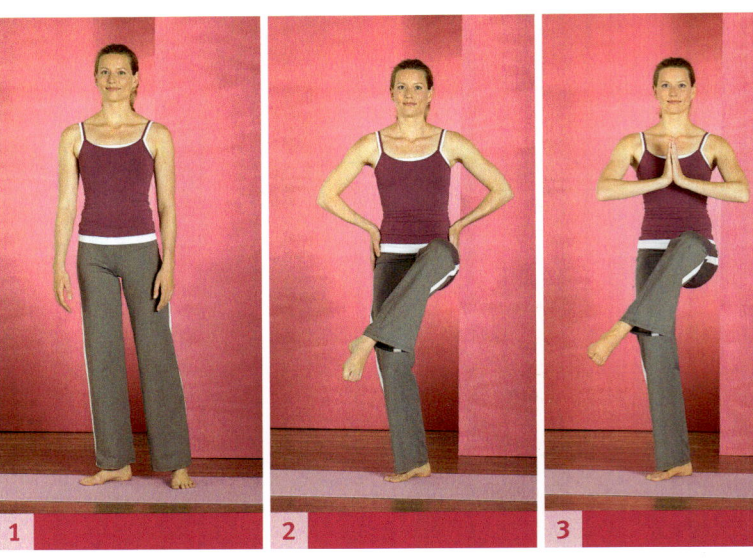

Der tanzende Shiva (natarajasana)

Ergänzt die asanas aus Schritt 1

So wirkt die Übung: Verhilft zu weichen, fließenden Bewegungen, stärkt den Gleichgewichtssinn und die Konzentration.

Nehmen Sie mit jeder Einatmung eine neue Position ein und verweilen Sie in der Ausatmung in ihr. Tasten Sie etwas über die Fingerkuppen hinaus und Sie werden die Gesten wie einen Tanz erleben.

> › Nehmen Sie den Aufrechten Stand ein (siehe Seite 38), die Füße stehen parallel und sind etwa hüftbreit geöffnet.

1 › Atmen Sie aus, drehen Sie den rechten Fuß leicht nach außen und geben Sie das Gewicht auf das rechte Bein ab.

2 › Atmen Sie ein und heben Sie das linke Bein schräg vor den rechten Oberschenkel. Zwischen dem linken Unterschenkel und dem rechten Oberschenkel ist ein Abstand von zirka 30 Zentimeter. Legen Sie gleichzeitig die Hände an die Hüften.

GU-ERFOLGSTIPP

Versuchen Sie auch bei manuellen Alltagsbewegungen über die eigenen Körpergrenzen hinaus zu tasten und Ihre Feinmotorik einzusetzen. Ihre Bewegungen werden dadurch mit relativ geringem Kraftaufwand leicht und fließend. Genießen Sie die heilende und regenerierende Wirkung dieser Technik.

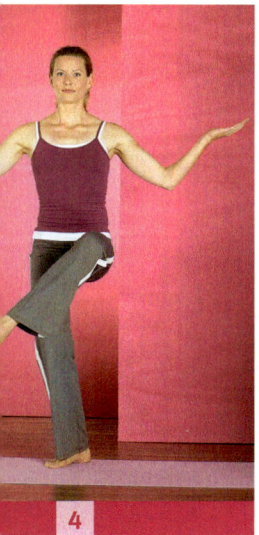
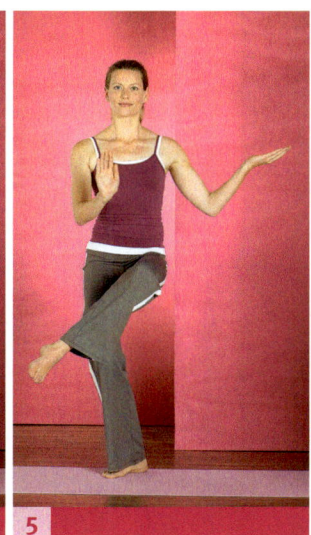
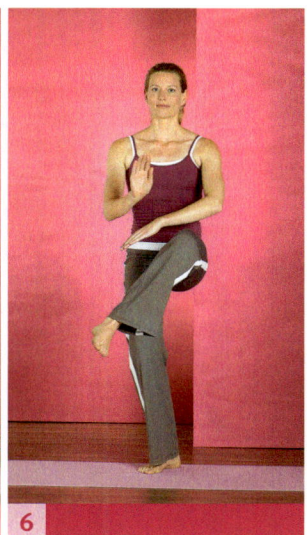
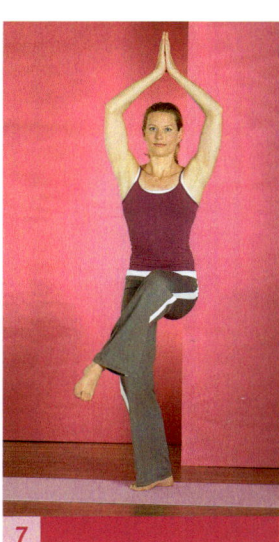

3 › Mit der nächsten Einatmung führen Sie die Hände in der Gebetshaltung vor den Oberkörper.

4 › Mit der neuen Einatmung breiten Sie die Arme zur Seite aus, bilden mit den Händen Schalen, die nach oben zeigen.

5 › Mit der nächsten Einatmung führen Sie den rechten Arm vor den Körper und richten die Hand so auf, dass die Handfläche nach vorn zeigt und die Finger nach oben.

6 › Einatmend führen Sie den linken Arm unter den rechten vor den Körper, die Handfläche zeigt nach unten.

7 › Mit der nächsten Einatmung legen Sie die Hände in Gebetshaltung vor den Oberkörper und führen die Arme über den Kopf.

› Einatmend führen Sie die Arme über die Seiten nach unten und stellen das linke Bein wieder auf die Unterlage.

› Verweilen Sie etwas in dieser Haltung und wiederholen Sie die Bewegungsfolge – diesmal stehen Sie auf dem linken Bein.

› Führen Sie die komplette Übung im Wechsel auf jeder Seite 2- bis 3-mal aus.

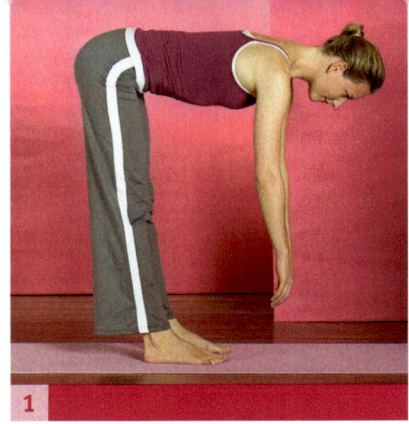 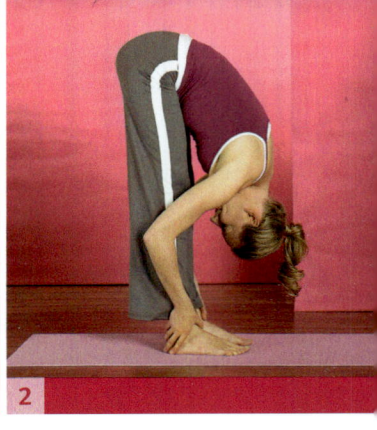

Vorwärtsbeuge im Stehen (uttasana)

Ergänzt die asanas aus Schritt 2

So wirkt die Übung: Uttasana dehnt die Muskeln der Körperrückseite. Regt die Funktionen von Leber, Bauchspeicheldrüse und Nieren an. Verstärkt die Durchblutung des Kopfes, verbessert die Denkfähigkeit und verlängert die Ausatmung.

Nicht üben bei: Wirbelsäulenbeschwerden, zu hohem Augeninnendruck oder Netzhautablösung und hohem Blutdruck

Ausgleichshaltungen: Ausgleich in der Rückenlage (siehe Seite 72) oder Schulterbrücke (siehe Seite 73).

> › Nehmen Sie den Aufrechten Stand ein (siehe Seite 38) und stellen Sie die Füße etwa hüftbreit auseinander.

1 › Atmen Sie aus. Beugen Sie dabei den geraden, gedehnten Oberkörper in den Hüftgelenken so weit wie möglich nach vorn (der Oberkörper sollte mit den Beinen einen rechten Winkel bilden). Die Arme hängen locker herab.

2 › Atmen Sie dann in dieser Haltung ruhig und gleichmäßig weiter. Mit jeder neuen Ausatmung beugen Sie nacheinander Wirbel für Wirbel, von der Lendenwirbelsäule ausgehend, bis Sie den Boden vor den Zehen mit den Fingerkuppen oder den Handflächen berühren können. Führen Sie mit jeder Ausatmung Oberkörper und Kopf behutsam näher zu den Beinen. Umfassen Sie je nach Beweglichkeit Unterschenkel oder Fußgelenke.

TIPP

Wenn Sie den Boden mit den Händen zunächst nicht erreichen können, legen Sie die Hände auf eine Unterlage, beispielsweise auf einen kleinen Schemel.

> ❯ Bleiben Sie etwa ½ Minute in dieser Haltung. Atmen Sie dabei tief und gleichmäßig.

> ❯ Um sich wieder aufzurichten, heben Sie mit jeder neuen Einatmung den Oberkörper in der umgekehrten Reihenfolge der Bewegungen wieder in die Waagerechte.

> ❯ Mit einem Einatmen gehen Sie zurück in die Ausgangshaltung.

> ❯ Führen Sie die Übung 2- bis 3-mal aus.

Löwe (simhasana)

Ergänzt die asanas aus Schritt 3

So wirkt die Übung: Der Löwe entspannt das Gesicht, glättet Fältchen, kräftigt die Stimme und hilft bei Halsschmerzen.

> ❯ Nehmen Sie den Fersensitz ein (siehe Seite 48).

3 ❯ Stellen Sie die Zehen auf die Unterlage. Der Rücken ist gerade, die Handflächen liegen auf den Oberschenkeln. Die Arme sind locker gestreckt und die Finger gespreizt.

> ❯ Heben Sie das Gesäß von den Fersen ab und neigen Sie den Oberkörper nach vorn. Lassen Sie die Hände nach unten gleiten und schieben Sie die Finger unter die Kniegelenke.

4 ❯ Mund öffnen und Zunge zum Kinn strecken; blicken Sie auf die Nasenspitze. Durch den Mund atmend 10 Sekunden so verweilen.

> ❯ Führen Sie die Übung 2-mal aus.

TIPP
Bei Bedarf können Sie bei dieser Übung eine zusammengefaltete Decke unter die Knie legen.

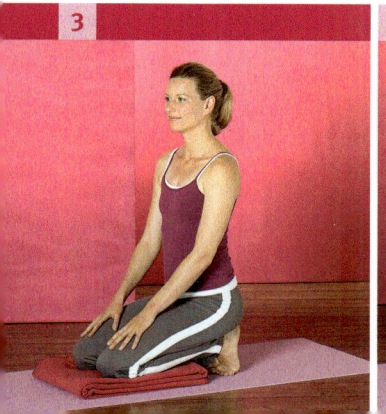
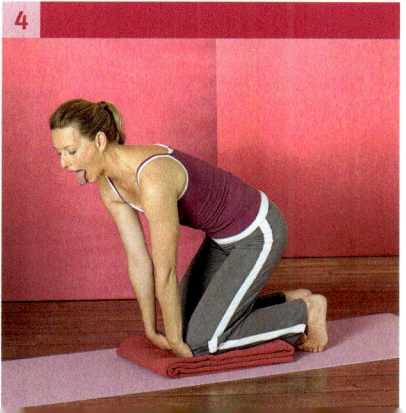

DEN ATEM KONTROLLIEREN

»Prana« bedeutet »Lebensodem, Geist, Lebenskraft«. Und in diesem Zusammenhang »die mit dem Atem verbundene universelle Lebenskraft«. »ayama« bedeutet »Dehnung, Länge, Beherrschung«. Pranayama wird meist mit Atemkontrolle übersetzt. Die Yoga-Atmung stärkt den ganzen Körper und harmonisiert die Gefühle, die Gedanken und die Sinne.

Yoga-Atmung (pranayama)

Prana, so die Yoga-Lehre, ist die universelle Energie, die in allen Geschöpfen wirksam ist. Prana ist die Lebenskraft, die zusammen mit dem Sauerstoff die Atmung lebensnotwendig macht. Jeder von uns wird mit einem bestimmten Potenzial an prana geboren. Diese Menge des angeborenen prana entscheidet über unser Temperament und unsere Vitalität. Viel prana verheißt Lebensfreude und Energie. Wenn Sie dagegen zu wenig prana besitzen, fühlen Sie sich häufig müde, lustlos und schwach, vielleicht sogar krank. Doch keine Sorge: Selbst wenn Sie sich eher zur letzten Gruppe zählen, können Sie mit Yoga viel für Ihr Wohlbefinden tun.

Die folgenden Atemübungen (pranayamas) lassen sich je nach verfügbarer Zeit in das persönliche Yoga-Programm integrieren. Dadurch können Sie Ihr prana steigern und Ihre Lebensqualität verbessern. Sie werden leistungfähiger, ausgeglichener und kräftiger, Ihr Wohlbefinden steigt. Beachten Sie dabei folgende Dinge:

> Bevor Sie mit den Pranayama-Übungen beginnen, sollten Sie die Vollatmung beherrschen (Seite 55).
> Die Atemübungen werden im Sitzen durchgeführt. Nehmen Sie dazu eine bequeme Sitzhaltung ein.
> Führen Sie die Atemübungen am besten vor Ihren asanas aus.

Die wichtigste Übung ist dabei die Wechselatmung zur Reinigung der Energiebahnen im Körper (siehe rechts).

GU-ERFOLGSTIPP

Vergessen Sie beim Yoga jedes Leistungsdenken. Üben Sie stattdessen genauso, wie es Ihre körperlichen Kräfte und Ihre Beweglichkeit erlauben. Sie werden sehen: Mit zunehmender Übungserfahrung werden Sie körperlich und geistig immer beweglicher – und dies ist Ihr ganz persönlicher Erfolg.

Wechselatmung (nadi sodhana)

Ergänzt die asanas aus Schritt 4

»Nadis« sind Energiebahnen im Körper des Menschen (vergleichbar den Meridianen, die Sie vielleicht aus der chinesischen Medizin kennen). Durch die nadis fließt prana, die Lebensenergie (siehe auch Infotext links oben). »Sodhana« bedeutet »Reinigung, Klärung«. Die Wechselatmung reinigt also die Energiebahnen.

So wirkt die Übung: Reinigt die nadis, gleicht den Prana-Strom im Körper aus (hilft bei kalten Händen oder kalten Füßen). Verlängert die Ein- und Ausatmung, festigt die Vollatmung, verbessert die Zellatmung, entspannt körperlich und seelisch.

Nicht üben bei: verstopfter Nase und wenn die Vollatmung nicht beherrscht wird

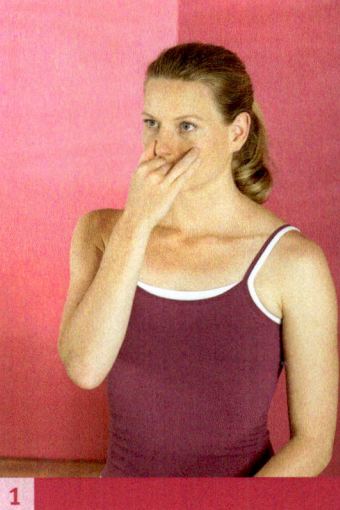

> Setzen Sie sich bequem auf einen Stuhl oder ein Sitzkissen. Der Oberkörper ist aufrecht, der Nacken gedehnt und der Kopf aufgerichtet.

> Beugen Sie Zeige- und Mittelfinger der rechten Hand zur Handfläche.

1 > Schließen Sie mit dem rechten Daumen das rechte Nasenloch. Atmen Sie durch das linke Nasenloch einmal aus und ein.

2 > Schließen Sie nun mit dem Ringfinger das linke Nasenloch. Halten Sie während des Fingerwechsels den Atem an. Lösen Sie den Daumen von der Nase und atmen Sie dann durch das rechte Nasenloch einmal aus und ein.

> Führen Sie die Wechselatmung zunächst 6-mal durch. Steigern Sie sich dann langsam.

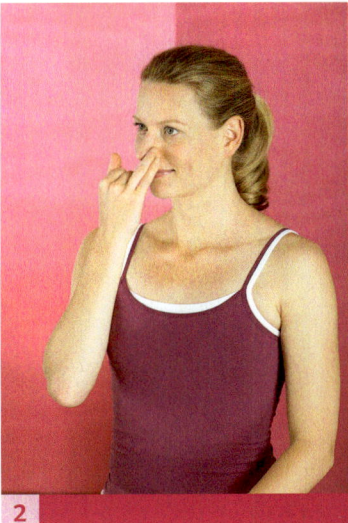

Pranayama gegen Wetterempfindlichkeit

Ergänzt die asanas aus Schritt 4

In der Erfahrungsheilkunde hat sich gezeigt, dass mit der vereinfachten Form der Wechselatmung gesundheitliche Störungen, die vor einem plötzlichen Wetterwechsel auftreten, vermieden werden können. Üben Sie im Sitzen, Liegen oder Stehen.

TIPP

Falls eine verstopfte Nase die Atemübung erschwert, können Sie eine Nasenspülung durchführen. Lösen Sie dazu 5 g Meersalz in ½ l Wasser auf. Geben Sie etwas von der Salzlösung in die hohle Hand, schließen Sie ein Nasenloch, neigen Sie den Kopf leicht nach vorn und schnupfen Sie die Lösung ein. Wiederholen Sie dies auch auf der anderen Seite. So lösen sich feste Ablagerungen in der Nase. Durch das nachfogende Schneuzen wird die Nase wieder frei.

Wetterfühligkeit von schönem zu schlechtem Wetter

› Schließen Sie wie bei der Wechselatmung (siehe Seite 91) die linke Nasenöffnung. Atmen Sie rechts ein.

› Schließen Sie die rechte Nasenöffnung und atmen Sie links aus.

› Atmen Sie so etwa 2 Minuten lang.

› Führen Sie die Übung 4- bis 5-mal täglich aus.

Wetterfühligkeit von schlechtem zu schönem Wetter

› Schließen Sie zuerst die rechte Nasenöffnung, wie bei der Wechselatmung beschrieben (siehe Seite 91) und atmen Sie links ein.

› Schließen Sie das linke Nasenloch und atmen Sie rechts aus.

› Atmen Sie so etwa 2 Minuten lang.

› Führen Sie die Übung 4- bis 5-mal täglich aus.

Reinigung des Gehirns (kapalabhati)

Ergänzt die asanas aus Schritt 4

So wirkt die Übung: Bereitet den Körper auf die Prana-Aufnahme vor. Reinigt von Giftstoffen, aktiviert die Ausscheidungen und baut Fettpölsterchen ab. Wirkt anregend auf die Schleimhäute, reinigt die Nasenhöhlen, klärt den Geist.

Nicht üben bei: Herz- und Lungenleiden, Magen- und Zwölffingerdarmbeschwerden, Neigung zu Gallenkoliken, frischen OP-Narben

> Setzen Sie sich bequem auf einen Stuhl oder ein Sitzkissen. Der Oberkörper ist gerade und aufrecht, der Nacken gedehnt, der Kopf aufgerichtet.

1 > Legen Sie die linke Handfläche auf den Bauch und die rechte auf den linken Handrücken.

> Atmen Sie schnell durch die Nase aus, indem Sie den Bauch nach innen und das Zwerchfell nach oben ziehen.

> Entspannen Sie dann die Bauchmuskeln und atmen Sie passiv ein – das dauert etwa 3-mal so lange wie das Ausatmen.

> Führen Sie die Übung zunächst 2-mal aus und erhöhen Sie langsam auf 6-mal.

TIPP

Bei diesem asana beschränken Sie sich ausschließlich auf die Zwerchfellatmung (siehe Seite 54). Der Brustkorb bewegt sich nicht. Fällt es Ihnen schwer, den Bauch die ganze Übung über einzuziehen, können Sie mit den Händen gegen die Bauchdecke drücken.

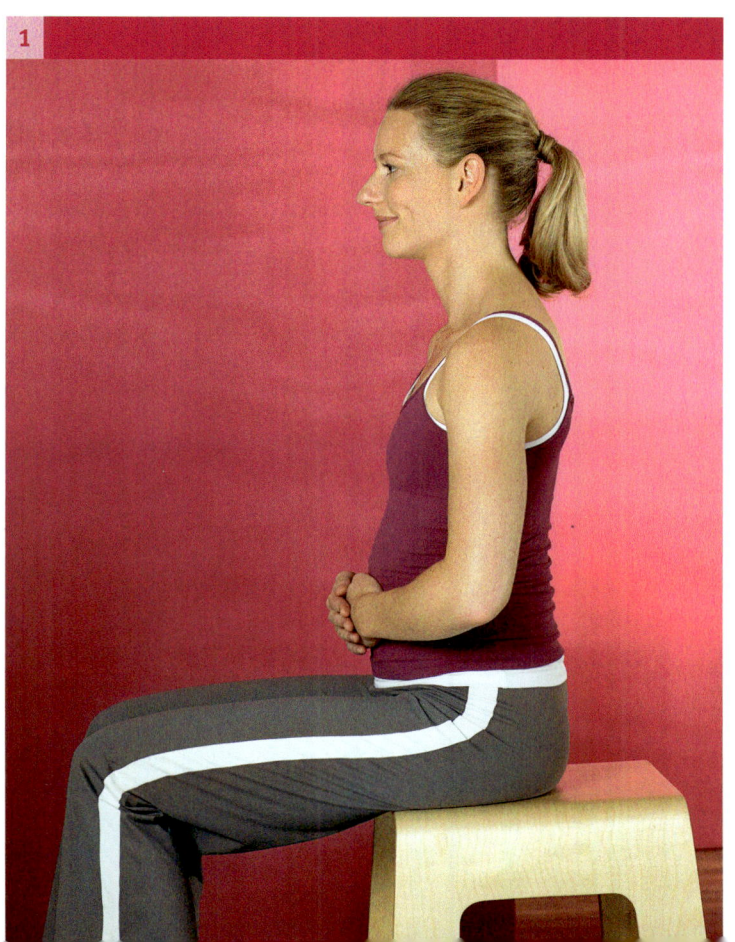

Blasebalg-Atmung (bhastrika)

Ergänzt die asanas aus Schritt 4

So wirkt die Übung: Bhastrika erfrischt den ganzen Körper, reinigt das Blut und das Körpergewebe von Giftstoffen und kurbelt die Verdauung an. Verbessert die Sauerstoffzufuhr, stärkt die Nerven und regt das Gehirn an.

Nicht üben bei: Herz- und Lungenleiden, Magen- und Zwölffinger-darmbeschwerden, Neigung zu Gallenkoliken und frischen Operationsnarben

> › Setzen Sie sich aufrecht auf einen Stuhl oder ein Sitzkissen. Der Nacken ist gedehnt, der Kopf aufgerichtet.

1 › Legen Sie die Hände auf den Bauch.

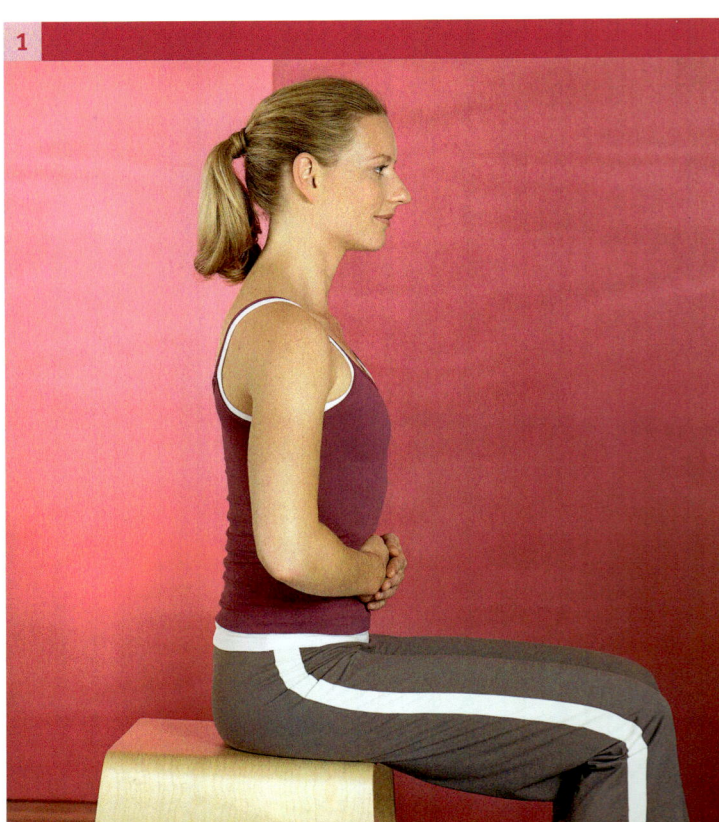

TIPP

Die Blasebalg-Atmung ist eine beschleunigte Voll- oder Yoga-Tiefatmung. Wenn es Ihnen schwerfällt, den Bauch einzuziehen, können die Hände durch leichten Druck mithelfen.

> Atmen Sie schnell aus. Ziehen Sie dazu die Bauchdecke nach innen und das Zwerchfell nach oben.

> Atmen Sie nun genauso schnell wieder ein. Atmen Sie durch die Nase und vermeiden Sie jede Anstrengung.

> Führen Sie die Übung 2-mal aus und erhöhen Sie stetig.

Konzentration auf Friede

Ergänzt die asanas aus Schritt 5

Ein wichtiges Element der Hatha-Yoga-Praxis ist die Konzentration. Mit ihrer Hilfe werden Gedanken, Gefühle und Atem während einer Übung auf die trainierte Körperregion gelenkt. Sie verbindet die gegensätzlichen Kräfte von Körper, Seele und Geist. Wenn Sie lernen, Bewegung, Atmung und Konzentration beim Üben zu verbinden, werden Sie spüren, dass Ihre Gedanken zur Ruhe kommen. Mit fortschreitender Übungspraxis werden Sie selbstsicherer und selbstbewusster. Die Energien von Körper, Seele und Geist kommen in Harmonie, Stressreaktionen treten seltener auf. Sie entwickeln die Fähigkeit, positiv zu denken – und dies wird weit über die asanas hinaus wirksam sein.

KRAFT IM ALLTAG
Ziel dieser Übung ist es, nicht nur während des Abschaltens konzentriert zu sein, sondern auch in der Hektik des Alltags.

So wirkt die Übung: Harmonisiert die Kräfte von Körper, Gefühlen und Gedanken, fördert Selbstsicherheit, macht die Kraft des Atems bewusster und dient der Klarheit des Geistes.

> Nehmen Sie eine aufrechte Sitzhaltung ein und erleben Sie durch die Unterlage hindurch, wie Füße, Beine, Gesäß und Becken den Boden berühren. Ist das Sitzen auf dem Boden zu anstrengend oder schmerzhaft, setzen Sie sich auf einen Stuhl mit fester Sitzfläche. Geben Sie dann das Gewicht der Füße von den Fersen bis zu den Zehen ohne Druck an den Boden ab.

> Legen Sie nun die rechte Hand unter die rechte Hälfte des Gesäßes, belasten Sie etwas und ziehen Sie sie nach hinten heraus. Führen Sie das Gleiche auf der linken Seite durch. Auf diese Weise richten Sie das Becken auf, und Sie können länger schmerzfrei aufrecht sitzen.

> Wenn Sie auf dem Kissen sitzen, stellen Sie sich eine Verbindung von Ihrem Steißbein zur Erde vor. Tasten Sie dazu in Ihrer Fantasie nach unten. Wenn Sie auf einem Stuhl sitzen, verläuft die Verbindung von den Füßen zur Erde. Lassen Sie aus dieser Verbindung Wurzeln entstehen, die Ihnen Halt und Nahrung geben. Lassen Sie sich beschenken von den Schätzen der Erde, wie Ruhe, Gelassenheit, Stabilität, Ausdauer und Geduld.

> Legen Sie die Handrücken auf die Oberschenkel, die Kuppen von Daumen und Zeigefingern berühren sich zum jnana-mudra (siehe Seite 120), dem Siegel der wahren Erkenntnis. Lassen Sie die Vollatmung entstehen (siehe Seite 55). Ziehen Sie die Aufmerksamkeit von der Außenwelt zurück und lenken Sie sie ganz nach innen.

> Lassen Sie nun ohne Anstrengung aus Ihrem Unterbewusstsein Bilder, Gefühle und Gedanken aufsteigen. Bleiben Sie in der Rolle des Beobachters, vermeiden Sie jede Identifikation. Auf diese Weise betrachten Sie innere Spannungen und lösen sie immer weiter auf.

> Beenden Sie nun diesen Schritt und laden Sie sich mit der Kraft des Friedens auf: Konzentrieren Sie sich mit der Einatmung auf die Silbe »Frie-« und mit der Ausatmung auf die Silbe »-de«. Dehnen Sie die Silbe »-de«, um ebenso lang aus- wie einzuatmen – oder sogar noch länger. Erleben Sie die Qualität der Schwingung »Friede« und lassen Sie diese Kraft schrittweise durch Ihren Körper, Ihre Gefühle und Ihre Gedanken, also durch Ihre ganze Persönlichkeit fließen. Jetzt sind Sie Empfänger der Kraft des Friedens.

> Sind Sie von Friede ausgefüllt, erweitern Sie die Übung: Nehmen Sie weiterhin mit der Einatmung »Friede« auf und strahlen Sie mit der Ausatmung »Friede« aus. In dieser Phase sind Sie Empfänger und Sender.

> Bleiben Sie in dieser Verfassung, dehnen Sie sich und beenden Sie die Übung, ohne das Empfangen und Senden von »Friede« zu unterbrechen.

MEHR GELASSENHEIT
Die Ausrichtung auf »Friede« fördert die innere Verfassung so, dass belastende Situationen immer häufiger gelassen gemeistert werden.

Seitliche Dreieckhaltung
(utthita – trikonasana)

Ergänzt die asanas aus Schritt 6

So wirkt die Übung: Kräftigt Rumpf und Beine, dehnt die Wirbelsäule, regt die Funktion von Leber, Galle, Bauchspeicheldrüse, Milz und Darm an.

Nicht üben bei: starken Hüftschmerzen und Zwischenrippenneuralgien

> Nehmen Sie den Aufrechten Stand ein (siehe Seite 38) und stellen Sie, je nach Körpergröße, die Füße 70 bis 100 Zentimeter auseinander. Drehen Sie beide Füße nach rechts, den rechten um etwa 90 Grad, den linken um etwa 20 Grad und atmen Sie vorbereitend aus.

1 > Atmen Sie ein. Heben Sie dabei die gestreckten Arme seitlich in die Waagerechte; die Handflächen zeigen nach unten.

2 > Atmen Sie aus. Neigen Sie den Oberkörper nach rechts: Der rechte Arm zeigt senkrecht nach unten, der linke senkrecht nach oben. Blicken Sie auf den linken Daumen. Verweilen Sie etwa 15 Sekunden in dieser Haltung.

> Atmen Sie ein und richten Sie sich dabei wieder auf.

> Atmen Sie aus und nehmen Sie dabei wieder den Aufrechten Stand ein.

> Führen Sie die Übung im Wechsel auf jeder Seite 2- bis 3-mal aus.

GU-ERFOLGSTIPP

Führen Sie alle Seitbeugen zuerst nach rechts durch, dann nach links. Sie dehnen dadurch die linke, die Herzseite, und steigern das Wohlbefinden während und nach dem Üben.

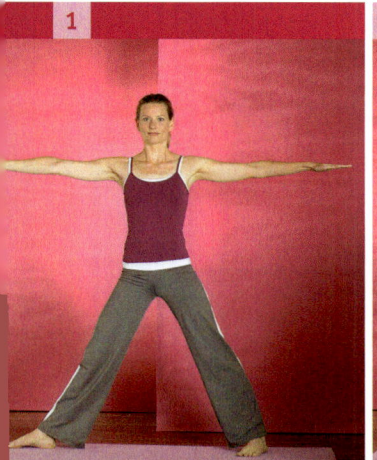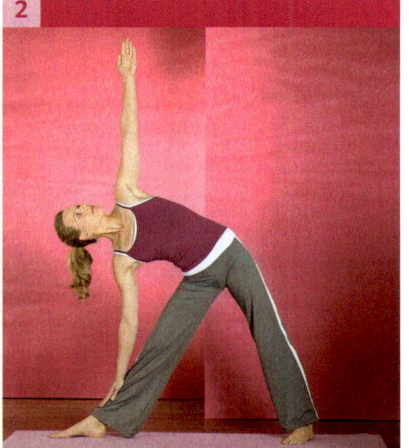

TIPP

Um die Wirkungen der seitlichen Dreickhaltung ganz zu erleben, achten Sie darauf, dass Sie den Oberkörper nicht nach vorn neigen.

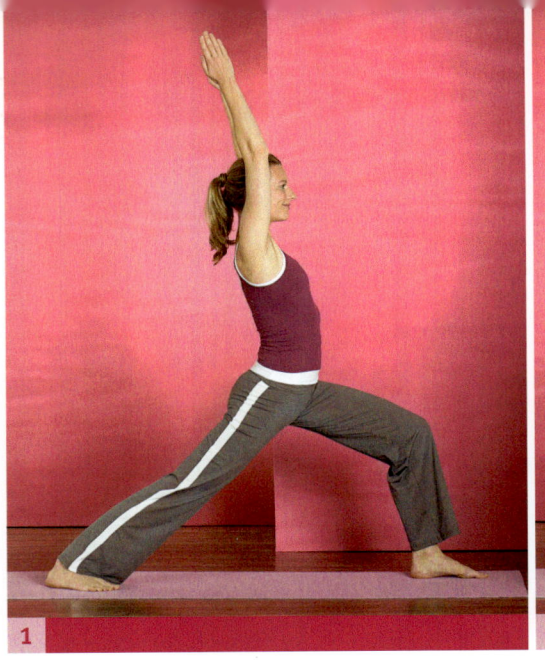
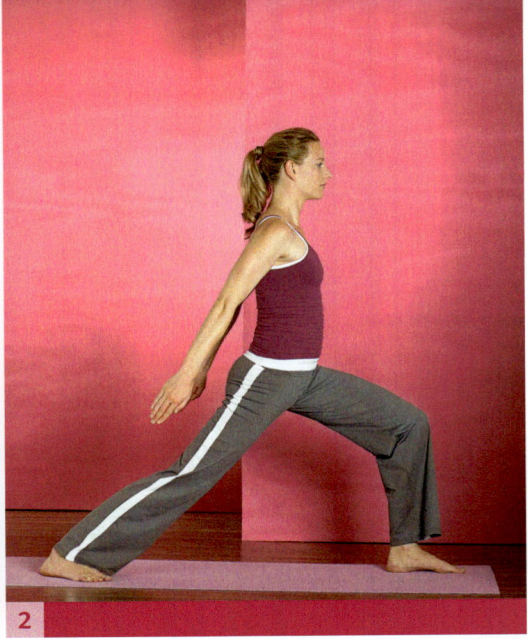

Held dynamisch

Ergänzt die asanas aus Schritt 6

So wirkt die Übung: Erfrischt und belebt Körper und Geist, löst Verspannungen, vertieft die Atmung, führt Sauerstoff zu und scheidet gasförmige Schlackenstoffe aus.

Vorsichtig üben bei: Asthma, starken Herzbeschwerden

TIPP

Wiegen Sie mit dem Oberkörper nicht nach vorn und hinten, und tasten Sie bei jeder Bewegung über die Fingerkuppen hinaus. Dadurch erleben Sie die Leichtigkeit der Arme, entlasten die Schultergelenke und fördern die Beweglichkeit.

> Nehmen Sie den Aufrechten Stand ein (siehe Seite 38) und führen Sie mit dem linken Bein einen großen Schritt nach vorn durch – zirka 20 Zentimeter nach links versetzt. Drehen Sie den rechten Fuß etwas nach außen.

> Atmen Sie vorbereitend aus und schieben Sie das linke Knie nach vorn. Es soll senkrecht über dem Fuß stehen.

1 > Mit der schnellen Einatmung führen Sie beide Arme vor dem Körper über den Kopf.

2 > Mit der schnellen Ausatmung führen Sie die Arme wieder neben den Körper zurück. Wiederholen Sie – durch die Nase atmend – **1** und **2** etwa 15-mal in 30 Sekunden.

Halbe Kobra (ardha – bhujangasana)

Ergänzt die asanas aus Schritt 6

So wirkt die Übung: Die Halbe Kobra kräftigt die Rückenmuskulatur und dehnt die Muskeln der Körpervorderseite sowie der Oberschenkel. Sie stärkt den unteren Rücken und die Hüftgelenke, baut Fettpölsterchen an Hüften und Oberschenkeln ab, lockert die Schultern, regt die Nierenfunktion an und wirkt blutdrucksenkend.

Nicht üben bei: Beschwerden im unteren Rücken und in den Hüftgelenken, bei frischen Operationsnarben und Brüchen, bei Entzündungen in Unterleib und Bauchraum.

Ausgleichshaltung: Ausgleich in der Rückenlage (siehe Seite 72).

3 › Nehmen Sie den Kniestand ein (siehe Seite 65); linker Fuß nach vorn. Der Winkel zwischen Ober- und Unterschenkel ist etwas größer als 90 Grad. Schultern und Arme hängen locker herab.

4 › Konzentrieren Sie sich auf die Rückseite Ihres Beckens. Beim Ausatmen schieben Sie das Becken so weit wie möglich nach vorn. Der Oberkörper bleibt aufrecht, die linke Ferse hält Bodenkontakt. Verweilen Sie 3 bis 4 Atemzüge und dehnen Sie dabei den Körper vom Scheitel bis zu den rechten Zehenspitzen.

› Gehen Sie mit der Einatmung in den Kniestand zurück und wiederholen Sie die Übung mit dem anderen Bein.

› Führen Sie die Übung im Wechsel auf jeder Seite 2- bis 3-mal aus.

TIPP

Falls Sie empfindliche Knie haben, können Sie bei dieser Übung eine gefaltete Decke unterlegen.

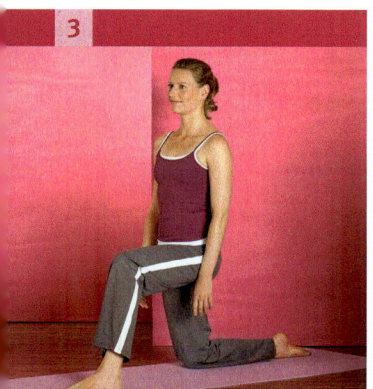
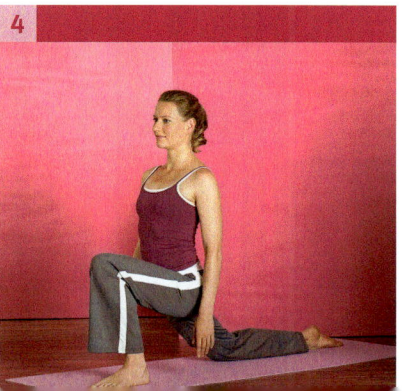

Variation der halben Kobra

Ergänzt die asanas aus Schritt 6

So wirkt die Übung: Kräftigt den Rücken, dehnt die Körpervorderseite, strafft Bauch, Po, Becken und Beckenboden, regt die Nieren an und hat in vielen Fällen einen positiven Einfluss auf den Blutdruck.

Nicht üben bei: Entzündungen im Bauchraum und Unterleib sowie bei Beschwerden im unteren Rücken und den Hüftgelenken

Ausgleichshaltung: Ausgleich in der Rückenlage (siehe Seite 72).

TIPP

Diese Übung stärkt besonders die kurzen Muskeln, die direkt an der Wirbelsäule liegen. Dadurch wird den Wirbeln und Bandscheiben fester Halt gegeben.

1 › Nehmen Sie den Kniestand ein (siehe Seite 65). Stellen Sie den linken Fuß etwa 30 bis 40 Zentimeter nach links versetzt so auf die Unterlage, dass der Unterschenkel schräg nach vorn zeigt. Lenken Sie die Achtsamkeit auf die Rückseite des Beckens.

2 › Schieben Sie beim Ausatmen das Becken nach vorn, während Sie Oberkörper und Kopf nach rechts drehen. Der linke Arm liegt an der Innenseite des linken Oberschenkels, der rechte zeigt zur rechten Kniebeuge. Verweilen Sie etwa 10 Sekunden so.

› Geben Sie Druck auf den linken Fuß, der den Oberkörper in die aufrechte Haltung schiebt und nehmen Sie die Drehung zurück.

› Zurück in den Kniestand kommen, jetzt geht der rechte Fuß vor.

› Führen Sie dies im Wechsel auf jeder Seite 2- bis 3-mal aus.

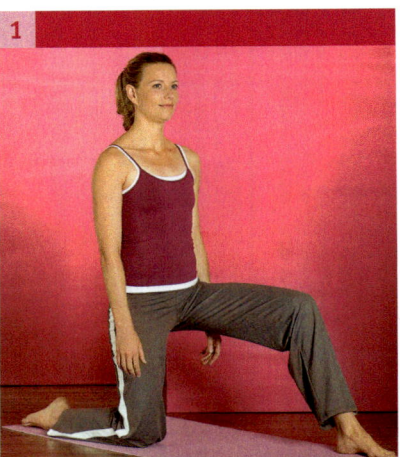
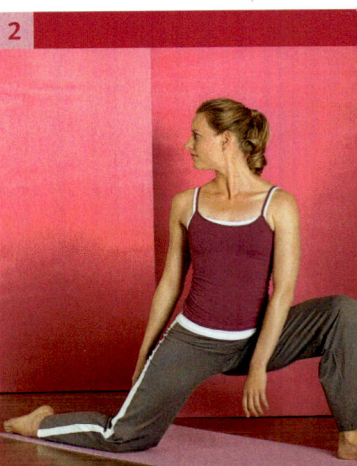

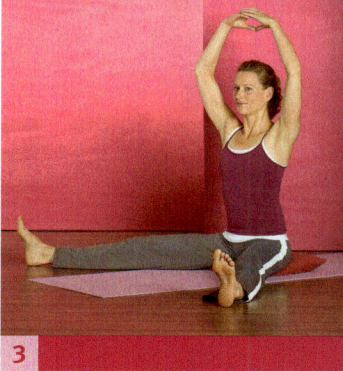

Halbmond sitzend
(upavista – ardha – chandrasana)

Ergänzt die asanas aus Schritt 3 und 6.

In der aktiven Dehnung durchgeführt schenkt dieses asana Erfahrungen, die so tiefgreifend sein können, dass sie auch im Alltag noch nachwirken: Ihre Bewegungen werden lockerer, fließender und zielgenauer und sind von einem natürlichen Atem getragen.

So wirkt die Übung: Stärkt die kleinen, tiefliegenden Muskeln an der Wirbelsäule, unterstützt verschiedene Schmerztherapien, dehnt verspannte, verkürzte Muskeln, harmonisiert den Tonus, regt die Feinmotorik an, unterstützt die Bauchorgane, die Verdauung und den Stoffwechsel.

Nicht üben bei: Bandscheibenschäden

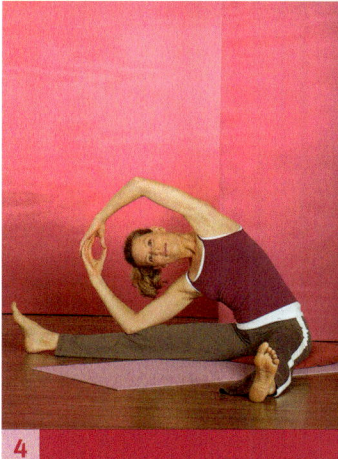

> › Legen Sie ein flaches Kissen unter das Gesäß, es fällt Ihnen dann leichter, mit aufrechtem Rücken zu sitzen. Nehmen Sie nun den Langsitz ein (siehe Seite 45). Grätschen Sie die Beine und legen Sie die Handrücken neben die Hüftgelenke auf die Unterlage.

3 › Leben Sie sich in die Fingerkuppen ein und führen Sie die Arme über die Seiten nach oben. Die Daumenkuppen berühren sich .

4 › Drehen Sie nun von den Ellbogen geführt den Körper nach links. Neigen Sie den rechten Ellbogen zum rechten Unterschenkel und nehmen Sie den Körper passiv mit. 10 Sekunden dort verweilen.

5 › Nun zieht Sie der linke Ellbogen in die aufrechte Haltung. Bleiben Sie dabei in der Drehung, bis der Rücken ganz gerade ist.

> › Anschließend führt der linke Ellbogen die Bewegung zur anderen Seite aus und »sucht« den linken Unterschenkel.

> › Nach etwa 10 Sekunden zieht der rechte Ellbogen den Körper wieder in die aufrechte Haltung. Beide Ellbogen wandern zurück zur Mitte und lösen die Drehung des Körpers wieder auf.

> › Die Fingerkuppen führen die Arme über außen nach unten. Legen Sie die Handrücken auf die Beine.

> › Führen Sie die Übung im Wechsel auf jeder Seite 1- bis 3-mal aus.

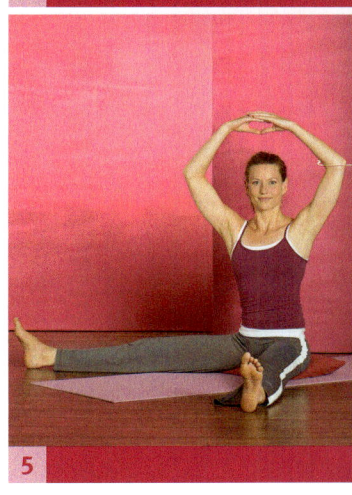

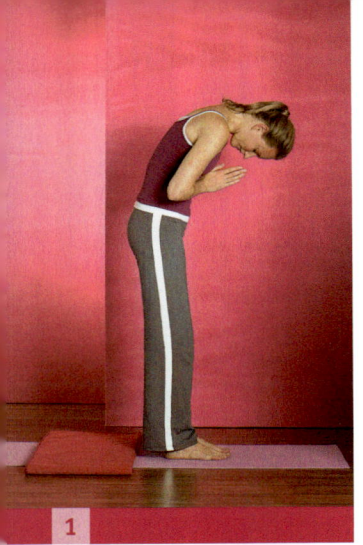

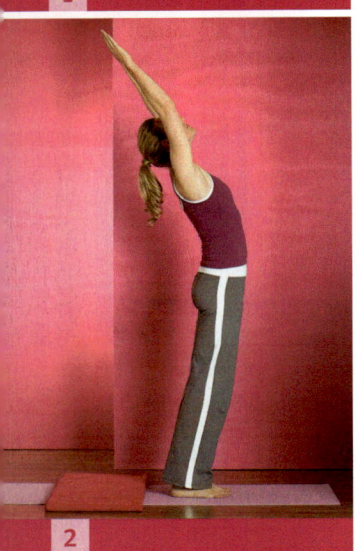

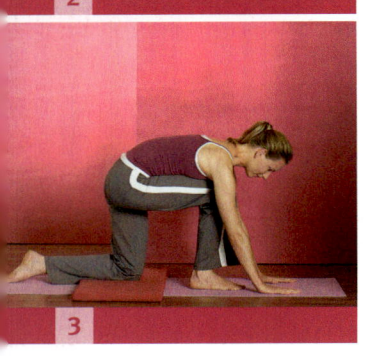

Den Mond begrüßen, Serie

Ergänzt die asanas aus Schritt 6

Mit dieser Serie haben Sie ein Morgenprogramm für einen erfrischenden, aufmunternden und stabilen Start in den Alltag. Dabei steht der Mond, das weibliche Symbol, im Mittelpunkt. In der Yoga-Praxis charakterisiert der Mond das geistige Prinzip. Weil er seine Form ständig verändert, steht er für Wechselhaftigkeit, Wankelmut, Veränderung, aber auch für Beweglichkeit, Ruhe, Sensibilität, Kreativität und Feinfühligkeit.

Obwohl die asanas fordernd sind, bleiben sie elegant und verzichten auf starke körperliche Belastungen. Sie verlangen von Ihnen mehrere Vor- und Rückbeugen, eine intensive Beinarbeit, eine Abstimmung von Bewegung, Atmung und aktiver Dehnung. Unterteilen Sie zu Beginn die Begrüßung des Mondes in Abschnitte, die Ihren Möglichkeiten entsprechen und fügen Sie sie später mit zunehmender Kraft und Sicherheit zusammen. Passen Sie dabei das Übungstempo ganz Ihren individuellen Bedürfnissen an. Mit der Zeit können Sie die Zahl und das Tempo der Mondbegrüßungen dann steigern.

So wirkt die Übung: Stärkt den Gleichgewichtssinn, fördert die Beweglichkeit der Gelenke sowie die Körperwahrnehmung durch das Zusammenspiel von Bewegung, Atmung und Konzentration. Löst Verspannungen in den Muskeln, Sehnen und Fascien. Durch das Zusammenwirken von Muskeln und Meridianen werden mehrere innere Organe gestärkt.

Vorsichtig üben bei: gestörtem Gleichgewichtssinn

Nicht üben bei: Schwindel, starken Knie- und Rückenschmerzen

Aufrechter Stand

1 › Nehmen Sie den Aufrechten Stand ein (siehe Seite 38); atmen Sie vorbereitend aus. Mit dem Einatmen heben Sie die Arme vor den Oberkörper und legen die Hände aneinander. Ausatmend verneigen Sie sich, einatmend richten Sie sich wieder auf.

Begrüßung – Rückbeuge

2 › Lassen Sie mit der nächsten Ausatmung beide Arme vor den Körper nach unten sinken. Mit der Einatmung heben Sie sie anschließend über vorn bis über den Kopf und gehen langsam in die Rückbeuge.

Vorbeuge

3 › Mit der Ausatmung richten Sie den Körper auf, gehen in die Vorbeuge und legen die Hände vor den Füßen auf die Matte. Bei der Vorbeuge kann es eventuell schwierig sein, die Hände mit gestreckten Beinen auf die Matte zu legen. Schieben Sie in diesem Fall die Knie so weit nach vorn, bis Sie sich auf der Unterlage sicher abstützen können. Führen Sie nun mit dem linken Bein einen Ausfallschritt nach hinten durch und legen Sie das Knie auf die Unterlage. (Wichtig: Im zweiten Durchgang der Mondbegrüßungsserie führen Sie den Ausfallschritt dann mit dem rechten Bein durch.)

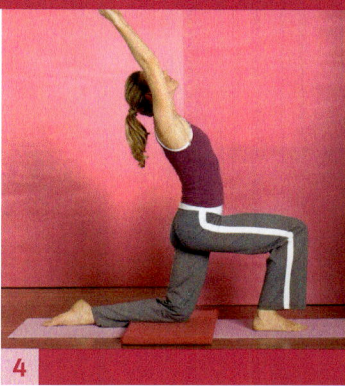

Begrüßung – Rückbeuge

4 › Mit der Einatmung heben Sie beide Arme über vorn nach oben, richten den Oberkörper auf und gehen langsam erneut in die Rückbeuge.

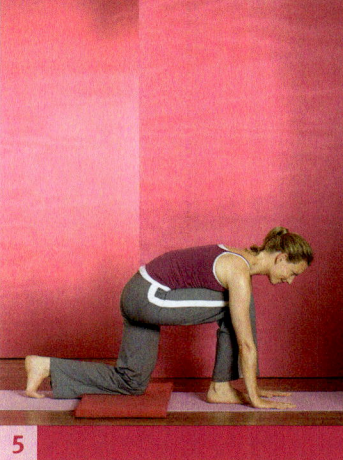

Vorbeuge – Sprung

5 › Mit der Ausatmung richten Sie den Körper wieder auf, gehen in die Vorbeuge und legen die Hände vor den Füßen auf die Matte. Ziehen Sie die Zehen des linken Fußes an und wechseln Sie mit einem Sprung die Beinhaltung. Nun steht der linke Fuß mit der ganzen Sohle fest auf der Unterlage, das rechte Knie liegt gebeugt auf dem Boden (siehe Bild 6).

Begrüßung – Rückbeuge

6 › Mit der Einatmung heben Sie die Arme über vorn nach oben. Richten Sie den Oberkörper auf und gehen Sie langsam und kontrolliert ein weiteres Mal in die Rückbeuge.

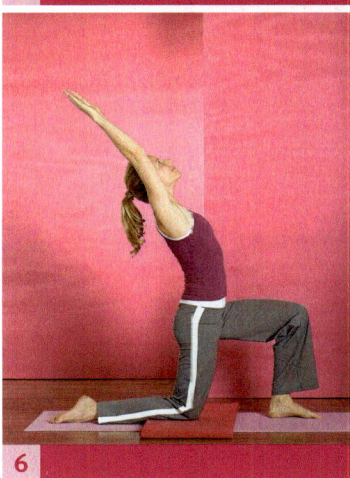

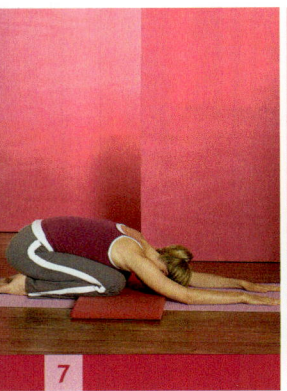 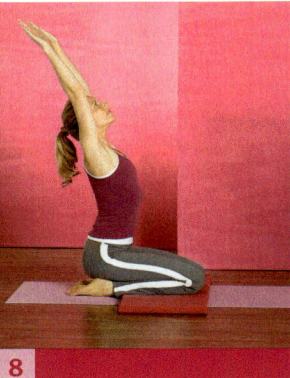 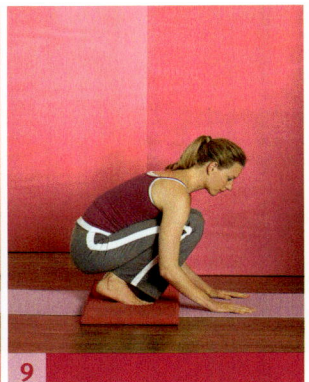 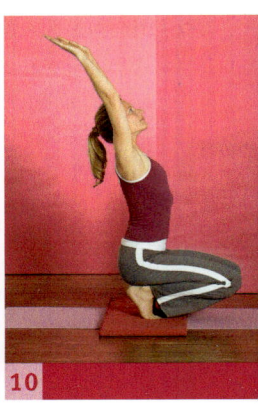

TIPP

Wenn es Ihnen schwer fällt, diese Serie in der beschriebenen Atemführung durchzuführen, lassen Sie den Atem einfach frei strömen.

Fersensitz

7 › Mit der Ausatmung richten Sie den Oberkörper auf, halten die Arme über dem Kopf und führen das linke Bein neben das rechte in den Kniestand. Lassen Sie den Körper in den Fersensitz sinken, beugen Sie den Oberkörper mit erhobenen Armen nach vorn und legen Sie die Stirn und die gestreckten Arme auf die Unterlage.

Begrüßung – Rückbeuge

8 › Mit der Einatmung heben Sie aus dem Fersensitz den Oberkörper und die Arme und gehen zur Begrüßung in die Rückbeuge.

Vorbeuge – Sprung

9 › Ausatmend beugen Sie sich nach vorn und stützen sich mit den Händen vor den Knien auf. Stellen Sie die Zehen auf und springen Sie in die Hocke.

Begrüßung – Rückbeuge

10 › In der Hocke richten Sie einatmend den Oberkörper auf, heben die Arme und gehen zur Begrüßung in die Rückbeuge. **Wichtig:** Die Begrüßung aus der Hockhaltung erfordert ein sicheres Gleichgewicht. Fühlen Sie sich unsicher, verzichten Sie darauf. Gehen Sie stattdessen mit der Ausatmung zum nächsten Schritt weiter.

Vorbeuge stehend

11 › Ausatmend legen Sie die Hände vor den Füßen auf die Matte und strecken die Beine locker durch zur Vorbeuge im Stehen.

Begrüßung – Rückbeuge

12 › Einatmend richten Sie den Oberkörper mit erhobenen Armen auf und gehen zur Begrüßung in die Rückbeuge.

Körper aufrichten

13 › Mit der Ausatmung richten Sie den Körper auf und lassen die Arme über vorn nach unten sinken.

Beenden – Grußgeste

14 › Einatmend heben Sie die Hände und legen die Handflächen vor dem Oberkörper zur Grußgeste aneinander. Ausatmend verneigen Sie sich. Einatmend richten Sie sich auf und lassen die Hände sinken.

› Wiederholen Sie die gesamte Serie ein weiteres Mal.

TIPP
Bei Bedarf können Sie während der ganzen Serie ein flaches Kissen oder eine zusammengefaltete Decke unter die Knie legen.

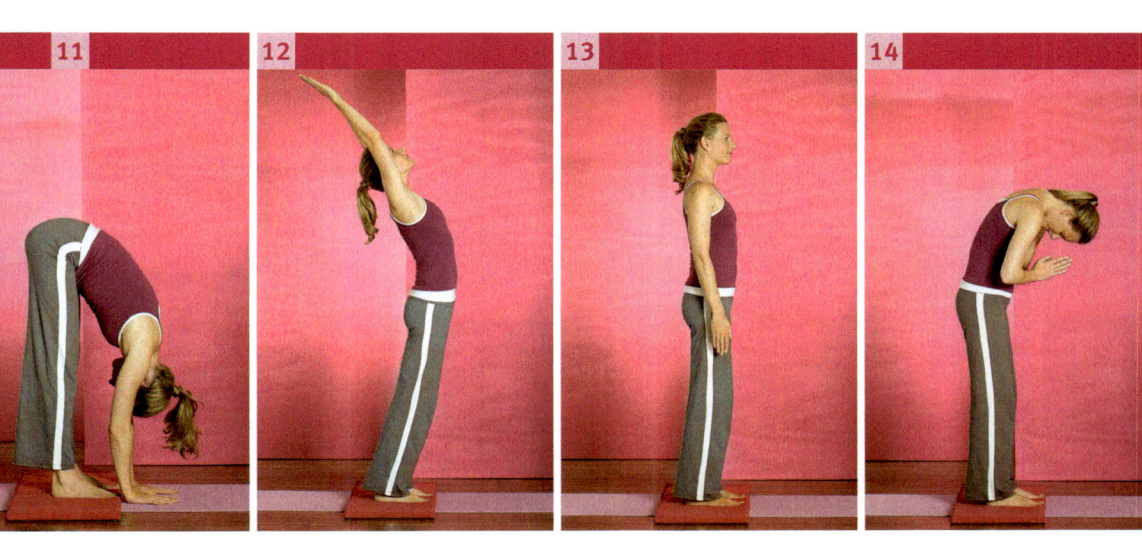

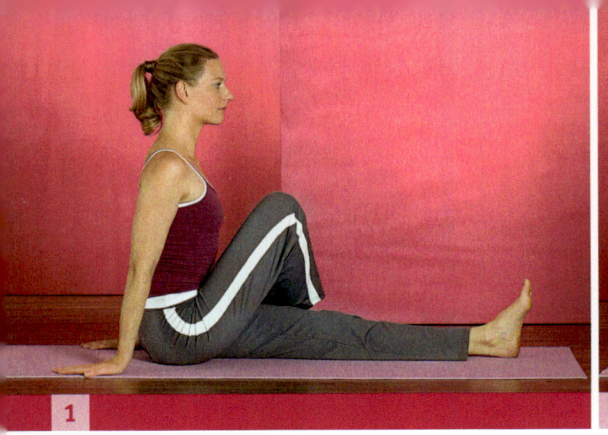
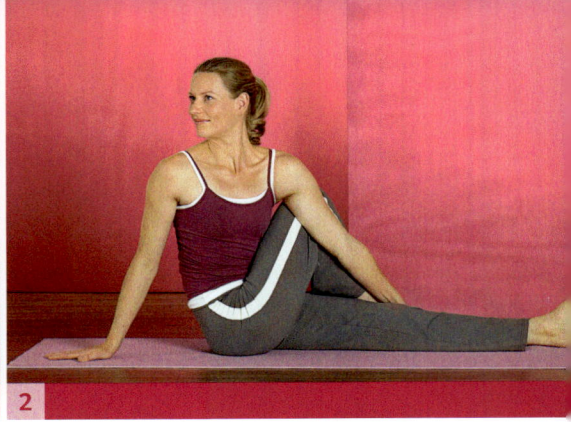

Halber Drehsitz (ardha – matsyendrasana)

Ergänzt die asanas aus Schritt 6

So wirkt die Übung: Der Halbe Drehsitz dehnt die Rückenmuskeln und löst Verspannungen in Nacken und Schultern. Dieses asana regt die Funktionen von Leber, Magen und Bauchspeicheldrüse an, verbessert die Beweglichkeit der Hüftgelenke, stärkt das Nervensystem und harmonisiert die gesamte Organsteuerung.

Vorsichtig üben bei: Rücken- und Hüftgelenksschmerzen

Ausgleichshaltungen: Andreaskreuz (siehe Seite 44) oder Schulterbrücke (siehe Seite 73)

> Nehmen Sie den Langsitz ein (siehe Seite 45).

1 > Stellen Sie den rechten Fuß parallel zur Außenseite des linken Kniegelenks auf die Unterlage.

> Drehen Sie Kopf, Oberkörper und Arme nach rechts und stützen Sie sich mit der rechten Hand hinter dem Gesäß auf dem Boden auf.

2 > Umfassen Sie mit der linken Hand das rechte Fußgelenk von der Außenseite her. Der linke Oberarm drückt das rechte Knie etwas nach außen. Richten Sie den Blick über die rechte Schulter nach hinten. Atmen Sie ruhig und gleichmäßig. Halten Sie mit beiden Sitzbeinhöckern Bodenkontakt.

> Führen Sie die Übung im Wechsel auf jeder Seite 2- bis 3-mal aus.

Knie-Kopf-Haltung (janu – sirsasana)

Ergänzt die asanas aus Schritt 6

So wirkt die Übung: Dehnt die Muskeln der Körperrückseite, verbessert die Beweglichkeit von Wirbelsäule und Hüftgelenken. Hilft bei Müdigkeit und Nervosität, regt die Verdauung an und vertieft die Flankenatmung.

Vorsichtig üben bei: Rücken- und Gelenkschmerzen

Nicht üben bei: akuter Ischialgie, schweren Schäden an der Wirbelsäule, Schmerzen in der Leistenbeuge

Ausgleichshaltung: Andreaskreuz (siehe Seite 44)

> › Nehmen Sie den Langsitz ein (siehe Seite 45). Spreizen Sie die Beine 60 bis 80 Zentimeter. Die linke Ferse liegt vor dem Damm.

3 › Beim Einatmen heben Sie die gestreckten Arme nach vorn; die Handflächen zeigen nach unten.

4 › Beim Ausatmen beugen Sie den gedehnten Oberkörper über das rechte Bein. Legen Sie die Stirn auf das Knie oder den Unterschenkel. Umfassen Sie mit den Händen Zehen, Fuß oder Unterschenkel. Verweilen Sie einige Atemzüge in der Haltung.

> › Mit einer Einatmung richten Sie sich wieder auf, ehe Sie die Übung mit dem linken Bein wiederholen.

> › Führen Sie die Übung im Wechsel auf jeder Seite 2- bis 3-mal aus.

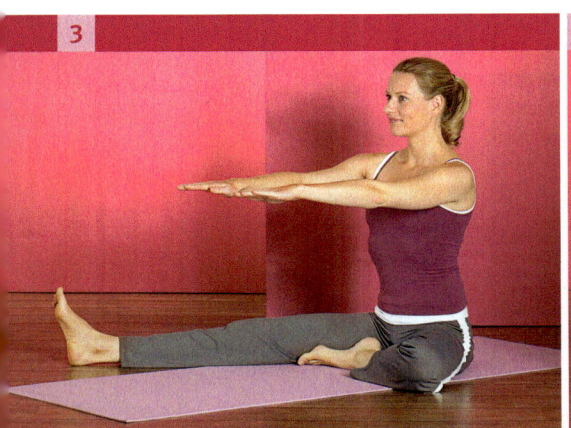

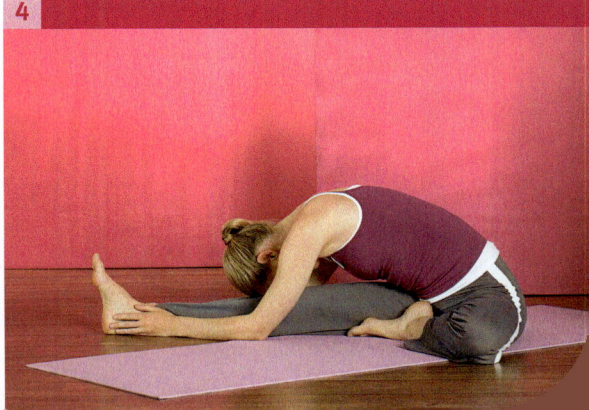

Kobra (bhujangasana)

Ergänzt die asanas aus Schritt 8

So wirkt die Übung: Die Kobra stärkt die Muskeln des Oberkörpers, korrigiert Fehlhaltungen der Wirbelsäule und macht sie elastisch. Sie verbessert die Nierenfunktion und baut Fettpölsterchen an Taille, Hüfte und Oberschenkeln ab.

Nicht üben bei: Ischias, Beschwerden im unteren Rücken, frischen Brüchen und noch nicht lange zurückliegenden Operationen, bei Entzündungen in Unterleib und Bauchraum, bei Angina pectoris und nervösen Herzbeschwerden

Ausgleichshaltung: Ausgleich in der Rückenlage (Seite 72)

> Nehmen Sie die Bauchlage ein (siehe Seite 68).

1 > Setzen Sie die Hände in Brusthöhe auf den Boden und dehnen Sie den Körper vom Scheitel bis zu den Zehen. Bleiben Sie bis zum Ende der Übung in dieser Dehnung. Atmen Sie ruhig und gleichmäßig.

2 > Heben Sie den Kopf und ziehen Sie den Oberkörper mit den Rückenmuskeln Wirbel um Wirbel hoch. Der Bauchnabel berührt den Boden, die Hände stützen den Körper nur leicht ab. Beugen Sie Rücken und Kopf nach hinten und tasten Sie mit dem Brustkorb nach vorn oben. Atmen Sie weiterhin ruhig und gleichmäßig. Verweilen Sie 3 bis 4 Atemzüge in dieser Haltung.

> Kehren Sie langsam in die Bauchlage zurück.

> Führen Sie die Übung 2- bis 3-mal aus.

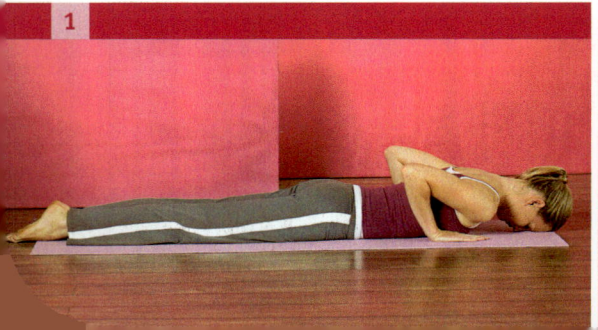
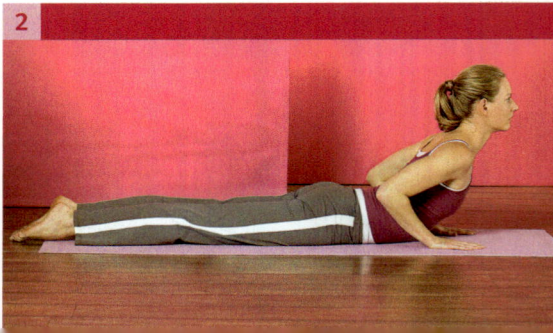

Kerze (viparita – karani – sarvangasana)

Ergänzt die asanas aus Schritt 9

So wirkt die Übung: Die Kerze beeinflusst den gesamten Organismus auf positive Weise.

Nicht üben bei: Wirbelsäulenschäden, zu hohem Augeninnendruck, Netzhautablösung, Asthma, Herzbeschwerden, hohem Blutdruck, Gleichgewichtsstörungen, frischen Brüchen, bei starkem Übergewicht, bei Venenentzündungen, während der Menstruation und im fortgeschrittenen Stadium der Schwangerschaft (nach dem fünften Monat)

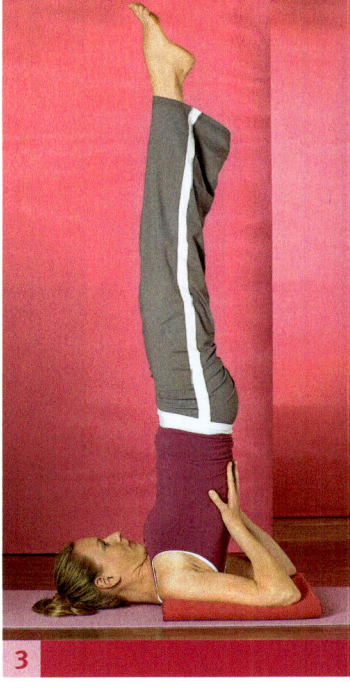

3 › Gehen Sie in die Schrägstellung (siehe Seite 74f.). Bleiben Sie dort 2 bis 3 Atemzüge und richten Sie den Körper dann weiter auf. Ihr Brustbein berührt das Kinn. Sobald Rücken, Becken und Beine eine Senkrechte bilden, ist die Haltung der Kerze erreicht. Stützen Sie sich nun mit den Händen in Höhe des Brustkorbs ab, um die Stellung zu halten.

› Verweilen Sie zunächst nur für einige Sekunden in der Kerze. Atmen Sie dabei ruhig und gleichmäßig. Verlängern Sie die Zeitspanne behutsam über Wochen.

› Führen Sie den Körper in der umgekehrten Reihenfolge der Bewegungen wieder in die Rückenlage.

Yoga-Tiefentspannung 2

Ergänzt die asanas aus Schritt 10

Um den Körper bewusst zu erleben und zu entspannen, ist die Yoga-Tiefentspannung in mehrere Schritte unterteilt. In jedem davon wird die Achtsamkeit zuerst auf einen einzelnen Körperteil gerichtet. Anschließend wird sie wieder von ihm zurückgezogen und erst dann auf den nächsten Bereich gelenkt. Diese Methode ist einfach und hilft Ihnen dennoch, hellwach zu entspannen. Sie sind danach viel fitter als nach einem kurzen Nickerchen.

TIPP
Legen Sie wie bei der Schrägstellung eine gefaltete Decke unter die Schultern, um Nacken und Kopf zu entlasten (siehe Seite 71). Außerdem wird dadurch die Halswirbelsäule weniger stark gekrümmt.

So wirkt die Übung: Die Yoga-Tiefentspannung 2 löst Anspannungen sowohl im Körper als auch in den Gefühlen und Gedanken.

TIPP

Wenn Sie merken, dass Sie im Laufe des Tages verspannen, können Sie zwischendurch mit kleinen Entspannungsübungen die Anspannungen auflösen und so Muskelschmerzen vermeiden. Die besten Übungen zu diesem Zweck finden Sie ab Seite 112.

› Legen Sie sich bequem auf den Rücken. Die Arme liegen neben dem Körper, die Beine sind locker gestreckt. Soweit Sie noch Anspannungen im Körper spüren, führen Sie lösende Bewegungen durch, räkeln und dehnen Sie sich.

› Nehmen Sie das Getragenwerden vom Boden an. Lassen Sie den Atem zur Ruhe kommen, um seine Bewegung in der Leibmitte zu erleben.

› Lenken Sie nun Ihre Achtsamkeit in die Zehen und Füße, spüren Sie diese ganz bewusst. Ziehen Sie anschließend die Aufmerksamkeit von dort zurück.

› Leben Sie sich dann in die Fußgelenke und Unterschenkel ein und ziehen Sie Ihre Achtsamkeit auch von dort zurück.

› Gehen Sie in gleicher Weise zu den Kniegelenken und Oberschenkeln, zu den Hüftgelenken und zum Becken.

› Spüren Sie anschließend zu den Fingern und Händen, zu den Handgelenken und Unterarmen, weiter zu den Ellbogen und Oberarmen, zu den Schultergelenken und Schultern.

› Ziehen Sie die Achtsamkeit aus den Händen und Armen zurück und kümmern Sie sich nicht mehr um diese Gliedmaßen.

› Ziehen Sie schrittweise nach dem Spüren die Achtsamkeit aus Rücken, Kopf, Hals und Nacken, Brustraum, Oberbauch und Unterbauch zurück. Versenken Sie sie zuletzt unterhalb des Nabels im Unterbauch.

› Ihr Körper schläft jetzt, während Ihr Bewusstsein hellwach ist. Nehmen Sie diesen Zustand wahr. In ihm findet Erholung und Regeneration statt.

› Beenden Sie die Übung, indem Sie den Körper wieder aktivieren, die Ausatmung vertiefen, es aufatmen lassen. Nehmen Sie die Arme über den Kopf und dehnen Sie sich von den Fingerkuppen bis zu den Fersen oder Zehen.

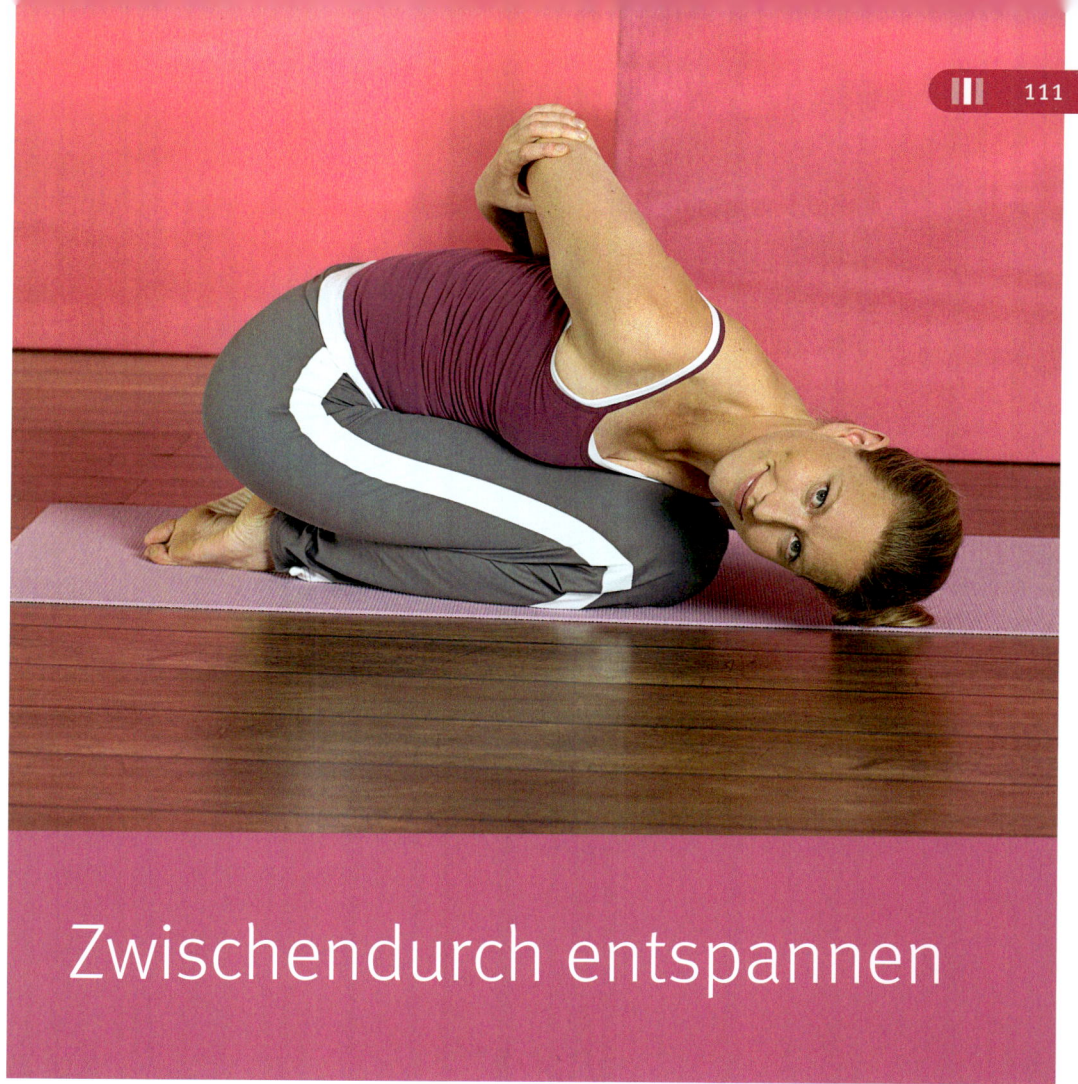

Zwischendurch entspannen

Jeder von uns wünscht sich, in belastenden, anstrengenden oder ermüdenden Situationen schnell entspannen zu können. Dabei helfen Ihnen folgende Übungen, die die Entspannungs-Asanas aus Schritt 10 wirkungsvoll ergänzen (siehe Seite 77 ff.). Führen Sie die Übungen mit der gleichen Sorgfalt und Achtsamkeit durch wie die asanas. Das Wichtigste dabei ist, dass Bewegung, Atem und Konzentration zu einer Einheit werden. Auf diese Weise harmonisieren Sie Ihre ganze Persönlichkeit.

Die Augen entspannen

Mit den zwei folgenden Übungen können Sie müde Augen schnell entspannen. Besonders wertvoll sind die Entspannungshilfen, wenn Sie häufig und lange am Bildschirm arbeiten müssen. Aber auch nach längeren Autoreisen haben sie sich als entlastend erwiesen.

Augen kreisen

So wirkt die Übung: Entspannt die Muskeln um die Augen. Wirkt beruhigend auf das ganze Nervensystem.

> ❯ Stellen Sie sich ein Zifferblatt vor, das ganz nah vor Ihnen steht und Sie deutlich überragt.

> ❯ Blicken Sie, ohne den Kopf zu heben, zur Zwölf. Lassen Sie Ihre Augen in einer fließenden Bewegung von Zahl zu Zahl kreisen, bis Sie wieder bei der Zwölf angelangt sind. Nehmen Sie sich dafür etwa 30 Sekunden Zeit.

> ❯ Lassen Sie die Augen anschließend in der entgegengesetzten Richtung kreisen.

> ❯ Führen Sie die Übung 2- bis 3-mal aus.

> ❯ Entspannen Sie nun die Augen und die Muskeln um die Augen. Reiben Sie dazu die Handballen aneinander warm und legen Sie sie etwa 15 Sekunden auf die geschlossenen Lider.

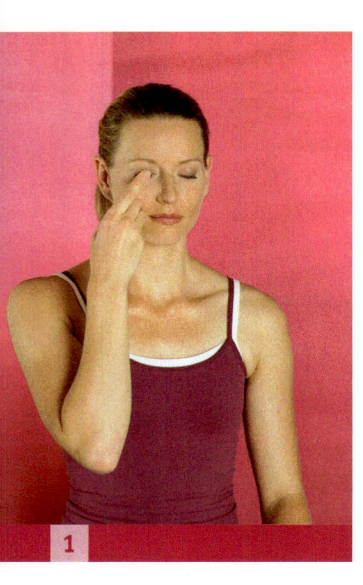

Augen drücken

So wirkt die Übung: Harmonisiert die Funktion der inneren Organe.

> ❯ Schließen Sie die Augen und stellen Sie sich vor, Sie würden nach vorn blicken.

> **1** ❯ Tasten Sie mit der Fingerspitze ein Auge ab und drücken Sie es sanft etwa 5 Sekunden lang.

> ❯ Führen Sie die Übung anschließend am anderen Auge aus.

> ❯ Entspannen Sie die Augen und die Muskeln um die Augen wie in der vorangegangenen Übung beschrieben.

Die Ohren entspannen

Von starken Verspannungen der Kaumuskeln werden auch die Muskeln rund um die Ohren erfasst. Dies wiederum beeinflusst die gesamte Kopfmuskulatur, insbesondere den Mund und die Zunge. Solche negativen Einflüsse wirken über die Meridiane beispielsweise auf Nieren, Magen und Herz.

Ohrmuschelmassage

So wirkt die Übung: Löst Verspannungen der Ohren.

2 › Nehmen Sie jedes Ohr zwischen Daumen und angewinkelten Zeigefinger der jeweiligen Hand. Massieren Sie beide Ohren gleichzeitig mit kräftigem Druck 60 bis 90 Sekunden von oben nach unten und wieder zurück.

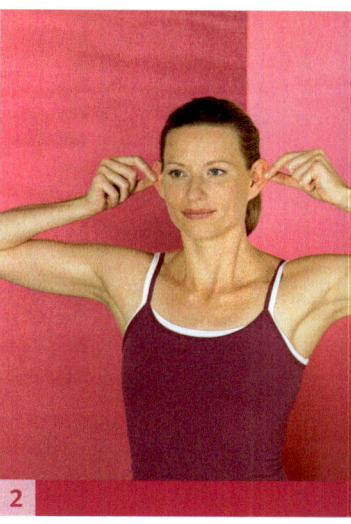

Zunge und Kiefer entspannen

Mit den beiden nun folgenden Übungen beeinflussen Sie über die Speiseröhre den Magen und das Zwerchfell. Eine verspannte Zunge wird oft gegen die Zähne oder den Gaumen gedrückt. Sie behindert das Zwerchfell in seiner Beweglichkeit, es kann sich dann mit der Einatmung nicht tief genug in den Bauchraum senken. Ist die Zunge entspannt, liegt sie locker in der Schale des Unterkiefers. Die Atmung ist tief und frei.

Mundraum abtasten

So wirkt die Übung: Entspannt die Muskeln des Kopfes und vertieft die Vollatmung.

› Tasten Sie bei geschlossenem Mund mit der Zungenspitze den Mundraum 30 bis 60 Sekunden lang ab. Verweilen Sie anschließend jeweils 10 bis 15 Sekunden an den Stellen des Gaumens, die unter den Augen liegen. Erleben Sie die wohltuende, entspannende Wirkung auf die Augen.

WICHTIG
Vorsicht bei Zahnprothesen: Sie können sich bei dieser Übung lösen.

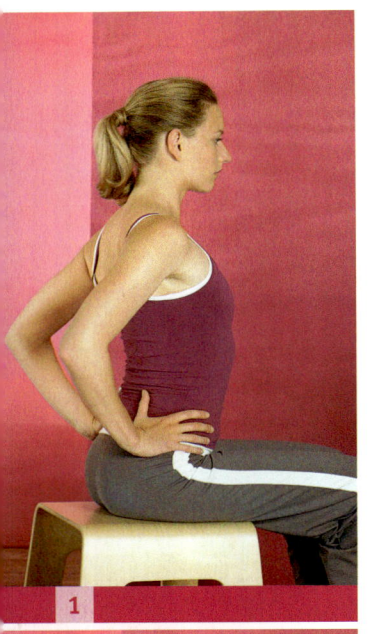

Zitrone aussaugen

So wirkt die Übung: Hilft bei Mundtrockenheit, regt die Speichel-absonderung an. Unterstützt die Verdauung und löst Verspannungen in der Kiefermuskulatur.

> › Stellen Sie sich vor, Sie hätten eine Zitronenscheibe im Mund, die Sie kräftig aussaugen. Saugen Sie etwa 30 Sekunden an der Zitrone. Führen Sie die Übung 2-mal aus.

Das Becken entspannen

Verspannungen im Becken können Rückenschmerzen, Ischialgien oder Schmerzen in den Hüftgelenken hervorrufen. Die folgenden Entspannungsübungen sind eine ideale Hilfe.

Becken kippen

So wirkt die Übung: Löst Verspannungen im Becken und im unteren Rücken. Beugt Ischiasschmerzen vor.

1 › Setzen Sie sich aufrecht auf einen Stuhl oder ein Sitzkissen. Bewegen Sie den oberen Beckenrand wiegend nach vorn.

2 › Führen Sie ihn dann wieder nach hinten. Der Oberkörper bleibt dabei aufrecht. Sie verstärken die Bewegung, wenn Sie die Hände an die Hüften legen. Verlängern Sie in Gedanken den Nabel nach vorn und auf gleicher Höhe einen Punkt der Lendenwirbelsäule nach hinten. Führen Sie die Bewegung in der Verlängerung aus.

> › Wiegen Sie das Becken etwa 1 Minute im Rhythmus des Atems: mit der Einatmung nach vorn, mit der Ausatmung nach hinten.

Becken kreisen

So wirkt die Übung: Entspannt unteren Rücken, Becken und Oberschenkel. Entlastet die Lendenwirbelsäule und macht sie elastischer.

> › Erweitern Sie die vorangegangene Übung: Stellen Sie sich ein Zifferblatt unter Ihrem Gesäß vor; die Zahl zwölf liegt genau unter dem Steißbein.

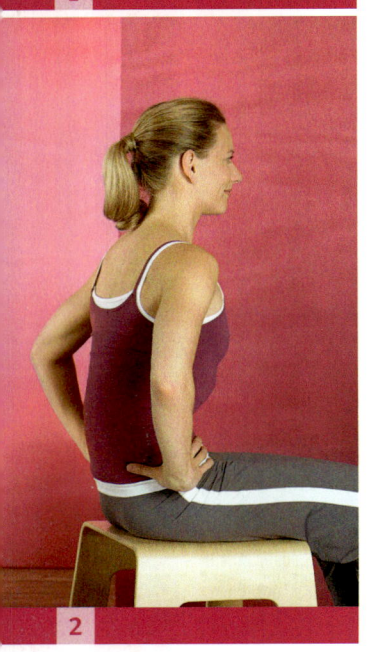

> Verlagern Sie nun das Gewicht so, dass Sie in einer kreisenden Bewegung jede Zahl berühren. Der Oberkörper bleibt dabei die ganze Zeit über aufrecht. Beginnen Sie bei der Zwölf.

> Kreisen Sie einige Male in beide Richtungen.

Becken aufrichten
So wirkt die Übung: Richtet das Becken auf.

3 > Nehmen Sie eine aufrechte Sitzhaltung ein. Legen Sie die linke Hand unter die linke Gesäßhälfte, die Handfläche zeigt nach oben. Verteilen Sie das Gewicht gleichmäßig auf das ganze Gesäß und ziehen Sie die Hand nach hinten unter dem Gesäß hervor.

> Führen Sie die Übung auf jeder Seite 1-mal aus.

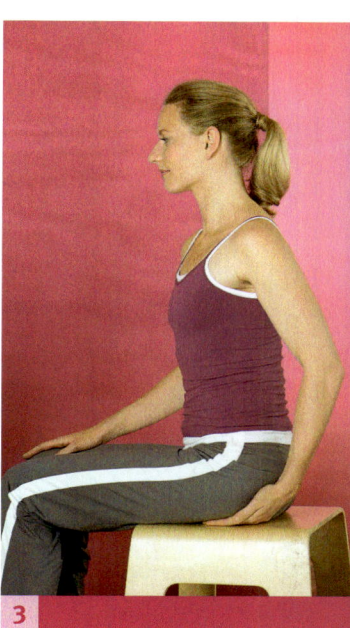

Übungen für den Beckenboden

Die folgenden Übungen lösen versteckte Verspannungen in den Muskeln des Beckenbodens und wirken so auf den ganzen Körper.

Schließmuskelübung
So wirkt die Übung: Stärkt die Muskeln des Beckenbodens, regt die Verdauung an, strafft Bauch, Po und Beine.

> Legen Sie sich auf den Rücken, nehmen Sie die Arme über den Kopf und dehnen Sie sich von den Fingerkuppen bis zu den Fersen. Lassen Sie das Gähnen geschehen und legen Sie die Arme wieder neben den Körper. Atmen Sie vorbereitend aus.

> Mit jeder Einatmung dehnen Sie die Beckenbodenmuskeln und wölben sie leicht nach außen in Richtung der Füße, um sie mit jeder Ausatmung wieder loszulassen (etwa 10-mal).

> Ergänzen Sie die Dehnung folgendermaßen: Spannen Sie mit der Ausatmung die Beckenbodenmuskeln leicht an und ziehen Sie sie in das Becken hinein. Beginnen Sie mit feinen Bewegungen und setzen Sie allmählich immer mehr Kraft ein.

> Mehrmals am Tag einige Male wiederholen.

Gesäßbalance in drei Stufen

So wirkt die Übung: Stärkt den Gleichgewichtssinn und kräftigt die Muskeln von Rücken, Bauch, Becken, Beckenboden und Beinen. Die Kraft im Unterbauch wird angeregt und Kondition aufgebaut.

> › Nehmen Sie den Langsitz ein (siehe Seite 45) und stützen Sie sich links und rechts der Hüftgelenke ab; Finger zeigen nach vorn.

1. Stufe: Gesäßbalance

1 › Neigen Sie mit geradem Rücken den Oberkörper etwas zurück und heben Sie gleichzeitig die gestreckten Beine an. Dabei sollte sich der Winkel zwischen Oberkörper und Beinen nicht verändern. Atmen Sie ruhig und gleichmäßig.

> › Bleiben Sie etwa 5 bis 10 Sekunden in der Haltung.

> › Kehren Sie in den Langsitz zurück und wiederholen Sie die Übung nach eigener Kraft einige Male.

2. Stufe: Bootshaltung (parpurna navasana)

2 › Gehen Sie einen Schritt weiter in die Bootshaltung: Heben Sie die Arme waagerecht an. Legen Sie die Hände an die Außenseite der Kniegelenke. Die Handflächen zeigen nach unten.

TIPP

Falls die Übungen in dieser Form zu anstrengend sind, führen Sie sie mit angewinkelten Beinen durch.

3.Stufe: Beide große Zehen anfassen (ubhaya – padangustha – asana)

3 › Wollen Sie noch einen Schritt weitergehen, heben Sie die Beine höher in die Luft und fassen mit den Fingern die Zehen.

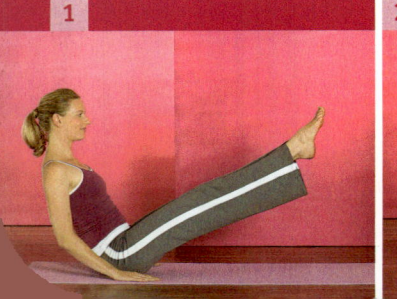
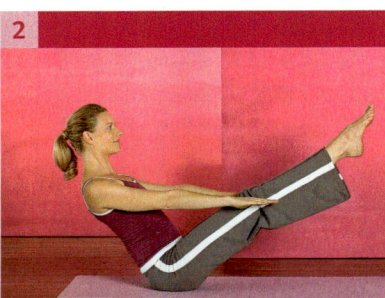
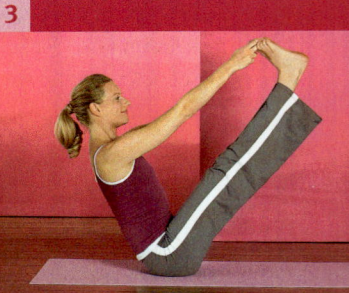

Frauenübung

So wirkt die Übung: Stärkt die Muskeln des Beckens und des Becken-bodens, unterstützt die Unterleibsorgane der Frau, regt die Bauchorgane und die Verdauung an, stabilisiert Rücken und Wirbelsäule.

Nicht üben bei: Bandscheibenschäden, Hüft- und Knieschmerzen

> › Nehmen Sie den Kniestand ein (siehe Seite 65). Stellen Sie die Knie etwa 30 bis 40 Zentimeter auseinander und gehen Sie in den Fersensitz (siehe Seite 48).

4 › Umfassen Sie hinter dem Rücken die Unterarme. Drehen Sie den Oberkörper nach rechts und beugen Sie ihn so, dass die linke Schulter zum rechten Knie kommt. Versuchen Sie den Abstand zwischen Gesäß und Ferse so gering wie möglich zu halten.

> › Dann wieder aufrichten und sich nach links drehen.

> › Gehen Sie im Wechsel 2- bis 3-mal je Seite in Ihre Endhaltung.

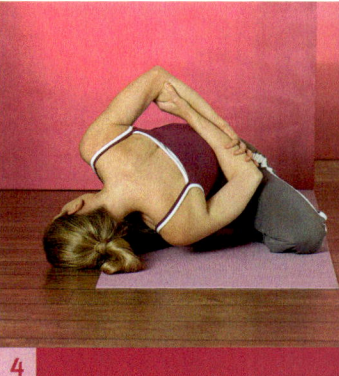

Stirn-Knie-Stellung

Ergänzt die asanas aus Schritt 7

So wirkt die Übung: Stärkt den Beckenboden, verbessert die Beweg-lichkeit des Rückens, der Schulter- und Hüftgelenke. Strafft das Gewebe, baut Fettpölsterchen ab. Regt die Verdauungsorgane an.

Nicht üben bei: Wirbelsäulenschäden und Gelenkschmerzen

> › Nehmen Sie den Vierfüßlerstand ein (siehe Seite 65).

5 › Wölben Sie den Rücken mit einem Ausatmen nach oben, lassen Sie den Kopf sinken und führen Sie das linke Knie zur Stirn.

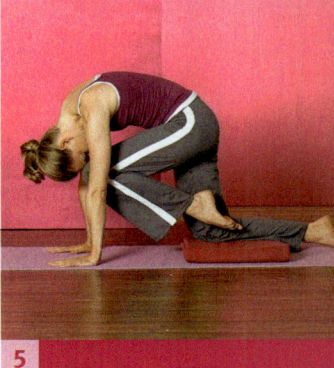

6 › Mit der Einatmung lassen Sie den Rücken sinken und führen das linke Bein gestreckt nach hinten oben. Legen Sie gleichzei-tig den Kopf leicht in den Nacken und heben Sie den rechten Arm zur Waagerechten. Dehnen Sie den ganzen Körper.

> › Führen Sie die Übung im Wechsel auf jeder Seite 3-bis 4-mal aus.

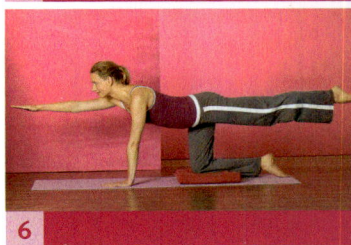

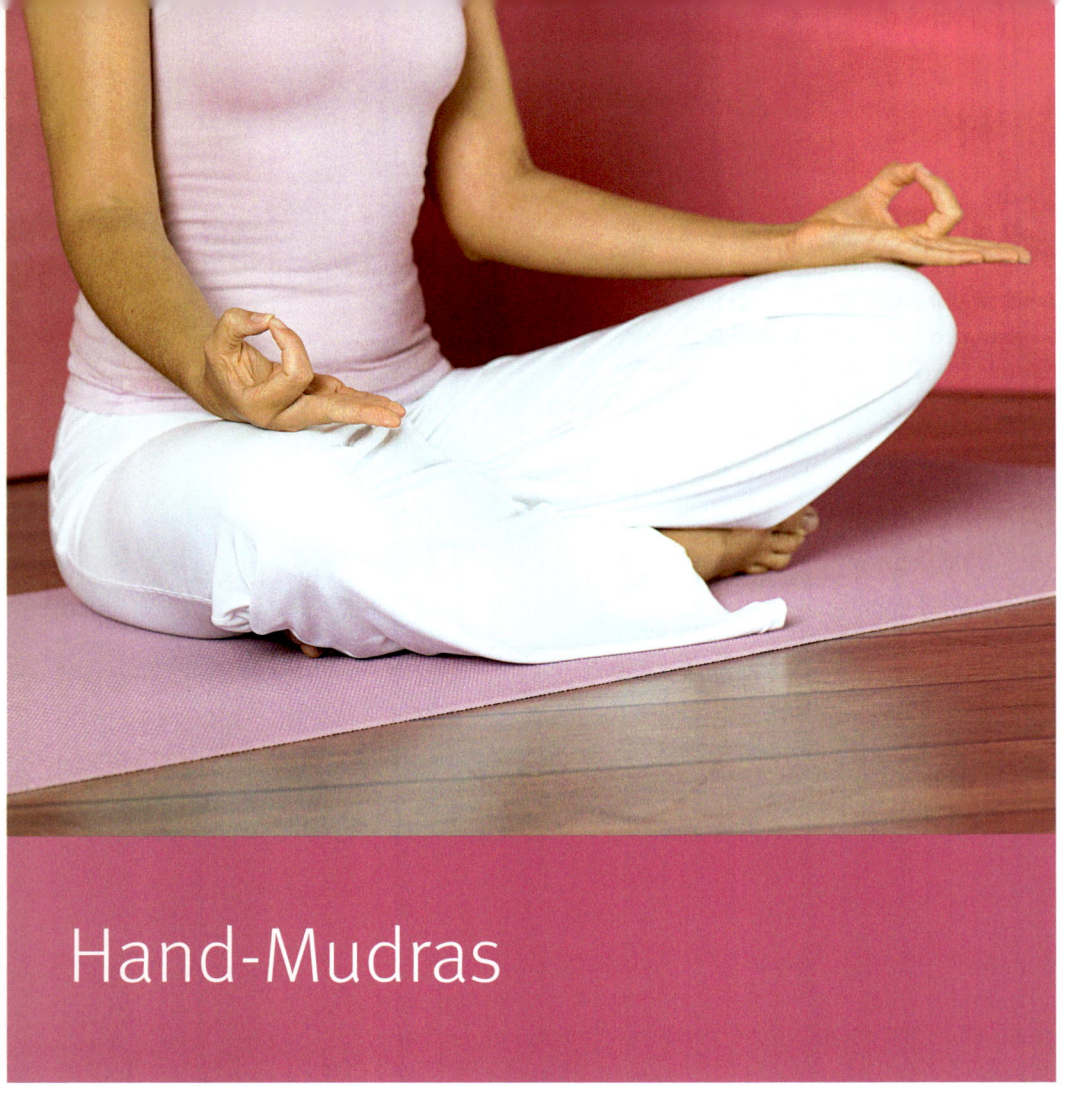

Hand-Mudras

Hand-Mudras sind Symbole und Gesten mit heilenden Wirkungen und spirituellen Inhalten. Sie werden seit den frühesten Zeiten in die Yoga-Praxis integriert. Die bekanntesten darunter finden sich sogar bei Skulpturen indischer Göttinnen und Götter und meditierender Buddhas.

Die Anwendungen der mudras haben sich schon bald als einfache heilende Therapieschritte erwiesen. Bei körperlichen Krankheiten und psychischen Missstimmungen unterstützt das passende mudra den Heilungsprozess und hellt die Stimmung auf. Das bezieht sich auf alle inneren Organe wie zum Beispiel Herz, Nieren, Leber, Galle und Magen ebenso wie auf einen Mangel an Freude, Mut, Antrieb und Selbstvertrauen. Denn aus den Fingern fließen Heilströme zum Gehirn, das daraufhin Botenstoffe zur Harmonisierung von Körper und Psyche produziert.

Das Beste aber ist: Mudras lassen sich in vielen Fällen unauffällig durchführen – auch in der Öffentlichkeit, beispielsweise im Bus, in der Straßenbahn oder wenn Sie wieder einmal in der Schlange vor der Supermarktkasse warten müssen. So können Sie sich jederzeit etwas Gutes tun.

Kleines Mudra-Einmaleins

Damit die mudras ihre Wirkung voll entfalten können, sollten Sie auf Folgendes achten:

> Soweit es sich um ein mudra für eine Hand handelt, führen Sie es gleichzeitig mit der rechten und linken Hand durch.

> Nehmen Sie die Hände mit einem kleinen Abstand vor den Oberkörper; achten Sie vor allem dann darauf, wenn Sie im Liegen üben. Sie erzielen nämlich eine besonders intensive Wirkung, wenn nicht nur die Finger und Hände entspannt sind, sondern der ganze Körper.

> Praktizieren Sie auch bei den mudras das Prinzip der aktiven Dehnung (siehe Seite 42). Leben Sie sich in die Fingerkuppen ein und gestalten Sie jede Ihrer Bewegungen von der Außenposition heraus.

> Lassen Sie den Atem frei strömen. Er soll wie ein Seidenfaden sein: lang, fein und gleichmäßig. Lassen Sie allmählich nach jeder Ausatmung eine kleine Pause entstehen. Wünschen Sie eine belebende, erfrischende Wirkung der mudras, beschleunigen Sie den Atemrhythmus sanft. Wollen Sie die beruhigende Wirkung genießen, verlangsamen Sie Ihren Atem ganz behutsam.

> Mit der bildhaften Vorstellung der heilenden Energien vertiefen Sie die Wirkung physisch und psychisch und binden die Konzentration an das augenblickliche Geschehen. Führen Sie dies zusammen mit dem Hand-Mudra so lange durch, wie es guttut.

SCHÖN BEWEGLICH

Leiden Sie unter leicht steifen Fingern? Nach regelmäßigem Üben der mudras stellt sich eine wohltuende Beweglichkeit ein, durch die viele tägliche Arbeiten leichter fallen.

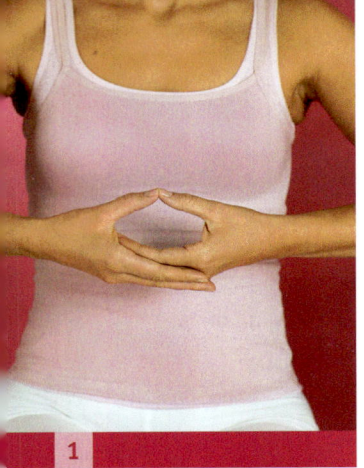

dhyani-mudra (Symbol der Meditation)

So wirkt das mudra: Unterstützt die Meditation, in der alle persönlichen Regungen zur Ruhe kommen sollen. Es entsteht eine innere Leere, die von der Fülle der geistigen Welt ausgefüllt wird. Erweitert das Bewusstsein über die Finger, vereinigt die Kräfte von Körper, Gefühlen und Gedanken im Hier und Jetzt.

1 › Nehmen Sie eine aufrechte Sitzhaltung ein und legen Sie die vier Finger der linken Hand auf die der rechten. Die Kuppen der leicht gestreckten Daumen berühren sich sanft. Die linke Hand ist die empfangende und unterstützt entsprechend der Funktion einer Schale die Aufnahme feinerer Energien.

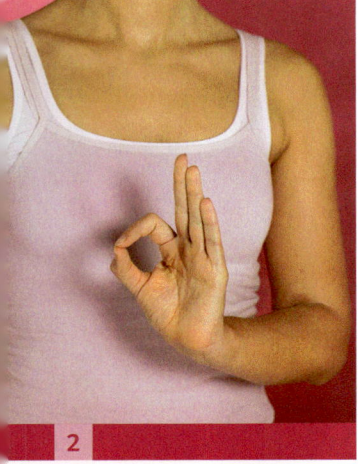

jnana-mudra (Symbol der Weisheit)

So wirkt das mudra: Sie unterstreicht den Wunsch des Meditierenden, das persönliche Bewusstsein mit dem Göttlichen in Einklang zu bringen und dieses Ziel Schritt für Schritt zu erreichen. Alle Ebenen des Menschen – körperliche, geistige und seelische – werden durch das mudra in Einklang gebracht.

2 › Nehmen Sie eine aufrechte Sitzhaltung ein. Legen Sie die Kuppen von Daumen und Zeigefinger aneinander. Die übrigen Finger sind locker gestreckt.

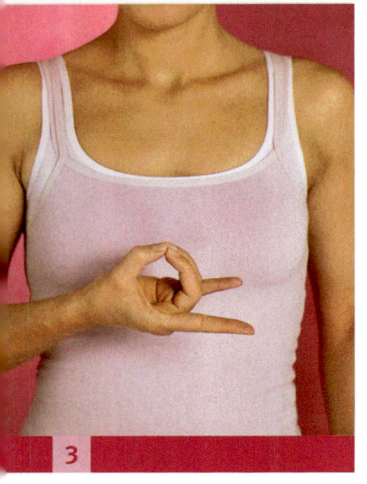

apan-mudra (Bauchenergie-Mudra)

So wirkt das mudra: Die Energie »apana« reguliert die Verdauung, den Stoffwechsel und die Ausscheidung über Blase und Darm. Sie leitet Schlackenstoffe aus, stärkt die Leber und regt den Gallefluss an. Auf der psychischen Ebene beseitigt das mudra bei regelmäßiger Praxis Zorn, Wut und Niedergeschlagenheit.

3 › Legen Sie die Kuppen von Daumen, Mittel- und Ringfinger ohne Druck aneinander. Alle drei zeigen dabei nach oben. Zeige- und kleiner Finger bleiben gestreckt.

apan vayu-mudra (Herzkraft-Mudra)

So wirkt das mudra: Das Herz wird bei akuten und chronischen Belastungen schnell entlastet und unterstützt. Die Langzeitwirkung sorgt für mehr Sicherheit und Belastbarkeit. Veranlasst darüber nachzudenken, ob das vorgelegte Arbeitstempo angemessen ist. Das apan vayu-mudra gilt als Lebensretter bei Herzattacken.

4 › Legen Sie die Spitze des Zeigefingers auf den Daumenballen und die Kuppen von Daumen, Mittel- und Ringfinger aneinander. Der kleine Finger bleibt locker gestreckt.

mukula-mudra (Schnabelhand)

So wirkt das mudra: Steigert die Energieversorgung im ganzen Körper und kann als Nothilfe jedes Organ durch Energiezufuhr stärken. Dieses mudra wird von vielen Heilern angewendet – auch außerhalb Indiens.

5 › Legen Sie die Kuppen aller fünf Finger aneinander. Atmen Sie gleichmäßig, ruhig und tief, möglichst in der Yoga-Vollatmung (siehe Seite 55).

GÖTTLICHER TANZ
Gott Brahma hat den Indern den Tanz geschenkt, in dem die Bewegungen von Fingern und Händen, Kopf und Augen, den Füßen, ja dem ganzen Körper Geschichten und Legenden erzählen. Aber auch Bewusstseinszustände wie Angst, Zorn, Heiterkeit und Freude kommen beim Tanzen zum Ausdruck.

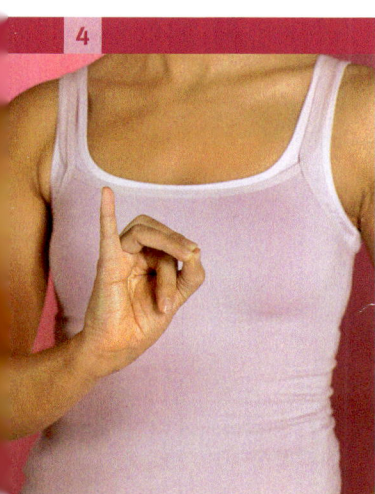
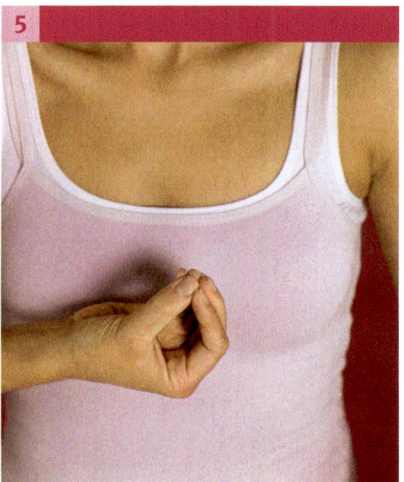

Bücher, die weiterhelfen

Aurobindo, Sri: Stufen der Vollendung; O. W. Barth Verlag, München

Berufsverband Deutscher Yogalehrer: Der Weg des Yoga; Verlag Via Nova, Petersberg

Desikachar, T. K. V.: Yoga – Tradition und Erfahrung; Verlag Via Nova, Petersberg

Devi, Indra: Ein neues Leben durch Yoga; Ariston Verlag, Genf

Iyengar, B. K. S.: Licht auf Yoga; O.W. Barth Verlag, München

Lodes, Hiltrud: Atme richtig – Der Schlüssel zu Gesundheit und Ausgeglichenheit; Goldmann, München

Thie, John F./ Schatz, Alfred/ Petres, Helga: Gesund durch Berühren; Hugendubel, München

Topping, Wayne W.: Stress Release; V.A.K.-Verlags-GmbH, Freiburg

Vivekananda, Swami: Raja-Yoga; Phänomen Verlag, Neuenkirchen

Yesudian, Selvarajan/Haich, Elisabeth: Sport und Yoga; Drei Eichen Verlag, Ergolding

Bücher aus dem GRÄFE UND UNZER VERLAG, München

Bannenberg, Thomas: Yoga für Kinder

Eßwein, Jan: Achtsamkeits-training (mit CD)

Fahrnow, Dr. Ilse Maria und Fahrnow, Jürgen Heinrich: Fünf Elemente Ernährung. Lebens- und Kochkunst nach der Traditionellen Chinesischen Medizin

Friedl, Dr. med. Fritz: Das Gesetz der Balance

Langen, Prof. Dr. med. Dietrich: Autogenes Training

Mannschatz, Marie: Meditation (mit Audio-CD)

Noll, Andreas: Traditionelle Chinesische Medizin. Grundlagen, Methoden, Behandlung von Beschwerden

Sator, Günther: Feng Shui – Leben und Wohnen in Harmonie

Schutt, Karin: Massagen

Trökes, Anna: Die sieben Schätze des Yoga

Trökes, Anna: Das große Yoga-Buch.

Trökes, Anna: Yoga – Mehr Energie und Ruhe (mit CD)

Trökes, Anna: Yoga für Rücken, Schulter und Nacken

Trökes, Anna: Yoga zum Entspannen

Trökes, Anna/Grunert, Dr. med. Detlef: Das Yoga Gesundheitsbuch. Mit Yoga und Ayurveda gezielt Beschwerden heilen

Wagner, Dr. Franz: Reflexzonen-Massage

Adressen, die weiterhelfen

Wenn Sie einen Yoga-Kurs besuchen möchten, wenden Sie sich an die nächstgelegene Volkshochschule oder an:

Berufsverband der Yoga-
lehrenden in Deutschland
e. V. (BDY)
Jüdenstraße 37
37073 Göttingen
www.yoga.de

Münchner Yoga-Zentrum
Frauenlobstraße 24
80337 München
www.muenchneryoga-
zentrum.de

Berufsverband der Yoga-
lehrenden in Österreich (BYO)
Neustiftgasse 14
A-1070 Wien
www.yoga.at

Yoga Schweiz
(ehemals Schweizerische
Yogagesellschaft)
Aarbergergasse 21
CH-3011 Bern
www.yoga.ch

Sachregister

Übungsregister

Impressum

© 2008 GRÄFE UND UNZER VERLAG GmbH, München Erweiterte und aktualisierte Neuausgabe von Yoga für Anfänger, GRÄFE UND UNZER VERLAG GMBH, 1995. ISBN 3-7742-1461-1 Alle Rechte vorbehalten. Nachdruck, auch auszugsweise, sowie Verbreitung durch Film, Funk, Fernsehen und Internet, durch fotomechanische Wiedergabe, Tonträger und Datenverarbeitungssysteme jeder Art nur mit schriftlicher Genehmigung des Verlages.

ISBN 978-3-7742-7208-8

5. Auflage 2011

Die GU Homepage finden Sie im Internet unter www.gu.de

Projektleitung: Corinna Feicht
Lektorat: Sylvie Hinderberger
Bildredaktion: Henrike Schechter
Layout: independent Medien-Design, Horst Moser
Herstellung: Petra Roth
Satz: Christopher Hammond
Reproduktion: Repro Ludwig, Zell am See
Druck: Firmengruppe APPL, aprinta druck, Wemding
Bindung: Firmengruppe APPL, sellier druck, Freising

Bildnachweis:
Fotoproduktion: Nicolas Olonetzky, München

Illustration: Ingrid Schobel, München

Syndication: www.jalag-syndication.de

Wichtiger Hinweis

Die Gedanken, Methoden und Anregungen in diesem Buch stellen die Meinung bzw. Erfahrung der Verfasser dar. Sie wurden von den Autoren nach bestem Wissen erstellt und mit größtmöglicher Sorgfalt geprüft. Sie bieten jedoch keinen Ersatz für persönlichen kompetenten medizinischen Rat. Jede Leserin, jeder Leser ist für das eigene Tun und Lassen auch weiterhin selbst verantwortlich. Weder Autoren noch Verlag können für eventuelle Nachteile oder Schäden, die aus den im Buch gegebenen praktischen Hinweisen resultieren, eine Haftung übernehmen.

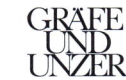

GRÄFE UND UNZER

Ein Unternehmen der
GANSKE VERLAGSGRUPPE

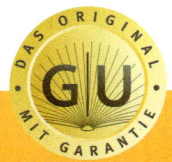

Unsere Garantie

Mit dem Kauf dieses Buches haben Sie sich für ein Qualitätsprodukt entschieden. Wir haben alle Informationen in diesem Ratgeber sorgfältig und gewissenhaft geprüft. Sollte Ihnen dennoch ein Fehler auffallen, bitten wir Sie, uns das Buch mit dem entsprechenden Hinweis zurückzusenden. Gerne tauschen wir Ihnen den GU-Ratgeber gegen einen anderen zum gleichen oder zu einem ähnlichen Thema um.

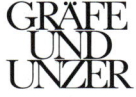

Ein Unternehmen der
GANSKE VERLAGSGRUPPE

Liebe Leserin und lieber Leser,

wir freuen uns, dass Sie sich für ein GU-Buch entschieden haben. Mit Ihrem Kauf setzen Sie auf die Qualität, Kompetenz und Aktualität unserer Ratgeber. Dafür sagen wir Danke! Wir wollen als führender Ratgeberverlag noch besser werden. Daher ist uns Ihre Meinung wichtig. Bitte senden Sie uns Ihre Anregungen, Ihre Kritik oder Ihr Lob zu unseren Büchern. Haben Sie Fragen oder benötigen Sie weiteren Rat zum Thema? Wir freuen uns auf Ihre Nachricht!

GRÄFE UND UNZER VERLAG
Leserservice
Postfach 86 03 13
81630 München

Wir sind für Sie da!
Montag–Donnerstag: 8.00–18.00 Uhr
Freitag: 8.00–16.00 Uhr
Tel.: 0180 - 500 50 54*
Fax: 0180 - 501 20 54*
E-Mail: leserservice@graefe-und-unzer.de

*(0,14 €/Min. aus dem deutschen Festnetz,
 Mobilfunkpreise maximal 0,42 €/Min.)

Neugierig auf GU?
Jetzt das GU Kundenmagazin und die GU Newsletter abonnieren.

Wollen Sie noch mehr Aktuelles von GU erfahren, dann abonnieren Sie unser kostenloses GU Magazin und/oder unseren kostenlosen GU-Online-Newsletter. Hier ganz einfach anmelden:
www.gu-online.de/anmeldung